健康全图解系列·一看就懂全图解

轻松自降血压

［日］林　泰　主编
方　鼎　译

中国科学技术出版社
·北　京·

图书在版编目（CIP）数据

轻松自降血压 /（日）林泰主编；方鼎译 . — 北京：中国科学技术出版社，2015.6（2025.2重印）
（健康全图解系列 · 一看就懂全图解）

ISBN 978-7-5046-6521-8

Ⅰ . ①轻… Ⅱ . ①林… ②方… Ⅲ . ①高血压—防治—图解 Ⅳ . ①R544.1-64

中国版本图书馆CIP数据核字（2014）第006352号

策划编辑 何红哲 任 洪
责任编辑 何红哲
装帧设计 青青虫工作室
责任校对 何士如
责任印制 徐 飞

出　　版 中国科学技术出版社
发　　行 中国科学技术出版社有限公司
地　　址 北京市海淀区中关村南大街16号
邮　　编 100081
发行电话 010-62173865
传　　真 010-62173081
网　　址 http://www.cspbooks.com.cn

开　　本 710mm×1000mm 1/16
字　　数 136千字
印　　张 11.5
版　　次 2015年6月第1版
印　　次 2025年2月第3次印刷
印　　刷 河北鑫兆源印刷有限公司

书　　号 ISBN 978-7-5046-6521-8/R · 1803
定　　价 49.80元

（凡购买本社图书，如有缺页、倒页、脱页者，本社销售中心负责调换）

前言

控制好血压，健健康康地生活

每次体检，测量血压都是一个必不可少的项目。可见，管理好血压对于健康来说是何等重要。

如果查出血压偏高，毫无疑问，首要任务就是降血压。这是因为能否将血压控制在正常范围，是预防动脉硬化，防止脑卒中或心肌梗死的关键。血压一旦升高，心脏和血管的负担会随之加重，进而容易引起血管内膜损伤，使胆固醇沉积其上，并逐渐演变成动脉硬化。

本书旨在通过对日常生活的各方面进行健康指导，来帮助患者控制血压，以达到不让高血压继续恶化甚至发展成更严重疾病的目的。本书主要讲解了血压升高与降低的机理和日常生活中应该注意的健康问题，并介绍如何通过健康的饮食来帮助降血压。不仅讲解了饮食的关键在于减少盐的摄入，还介绍了许多既少盐又美味的家常菜谱供读者选用。另外，本书还介绍了与高血压相关的诊断标准及控制指标，供读者参考。

我经常对别人说：“希望我们自力更生，保持健康的体魄，到晚年还可以精精神神、潇潇洒洒地阔步在街头。”试想一下，花甲之年我们仍能打扮得精精神神，阔步街头的情景，相信现在的你一定会深受鼓舞，从而重新审视自己的日常生活习惯，进而健康长寿地生活。

如果阅读此书后，您能对通过健康的饮食与生活方式来降低血压有了全面的认知，对我来说便是无比的欣喜和高兴了。

内科专家 林泰 医师

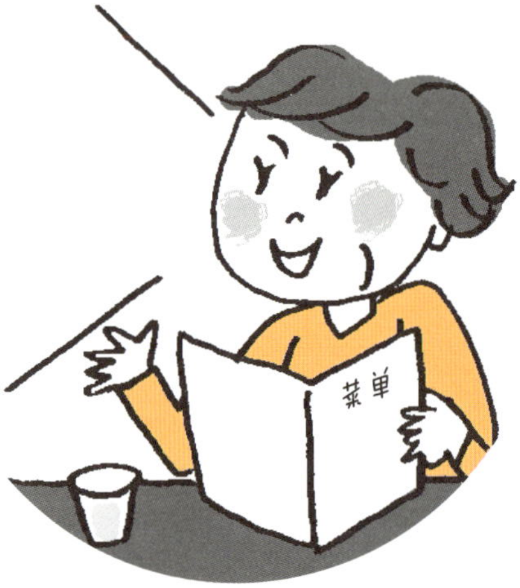
菜单

目录

第1章 高血压是沉默的杀手

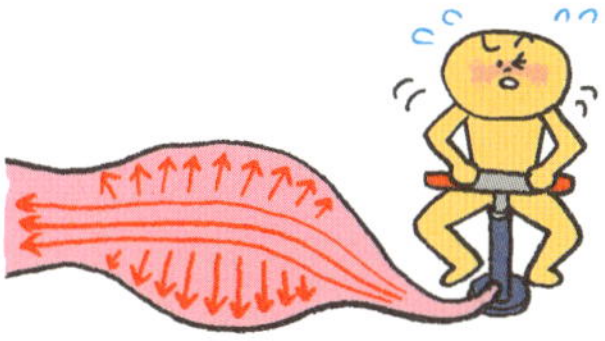

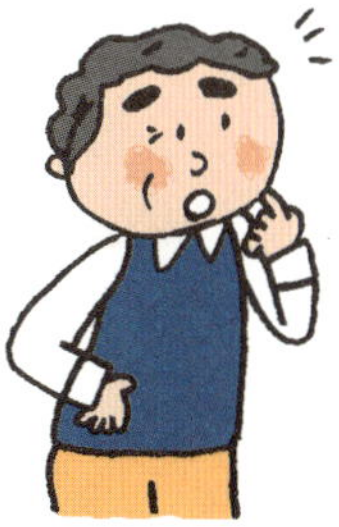

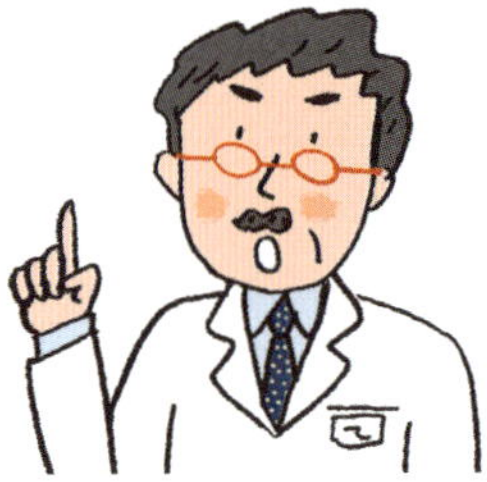

第2章 轻松降压的饮食法

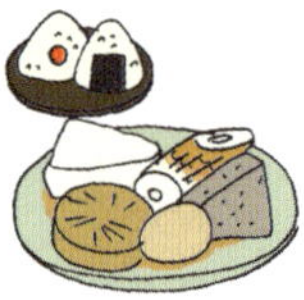

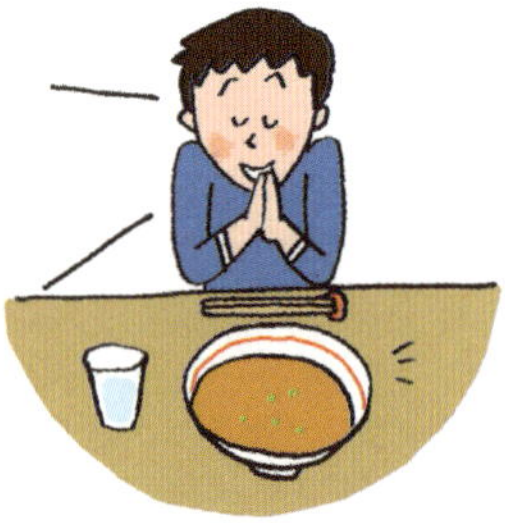

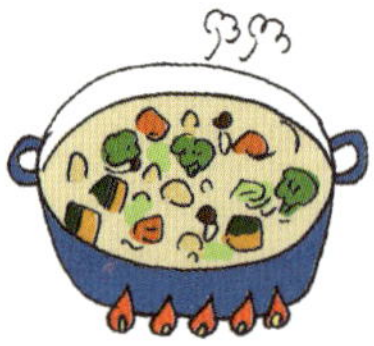

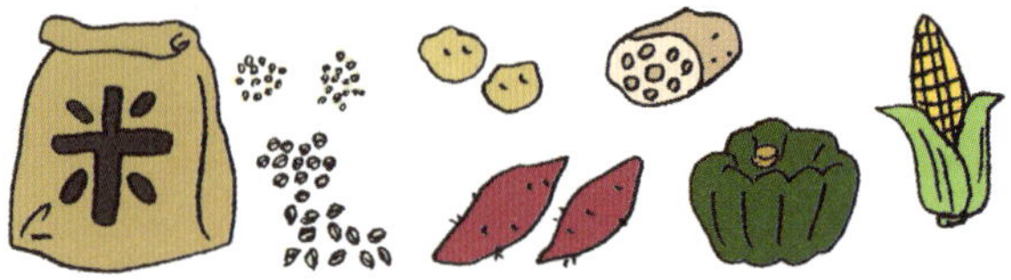

第3章 合理享用降压美食

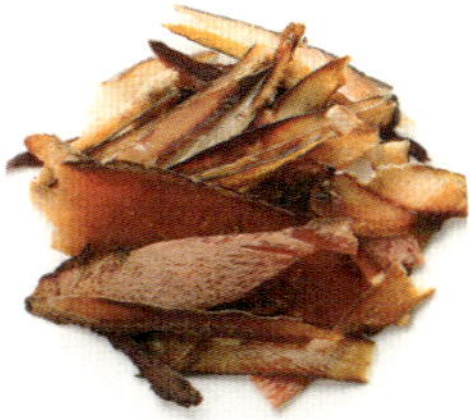

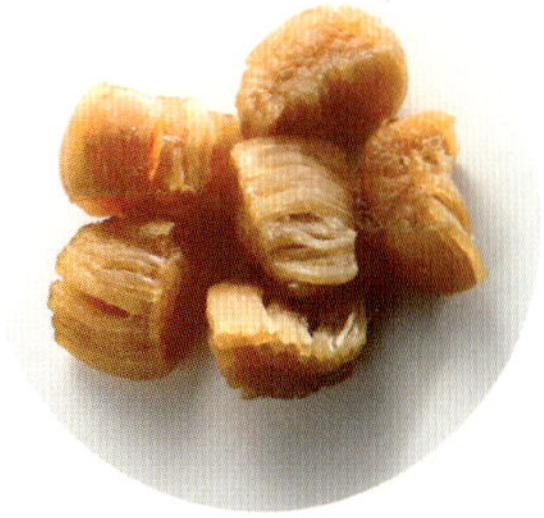

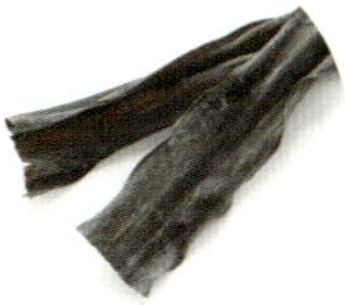

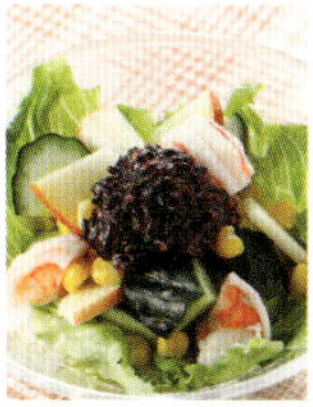

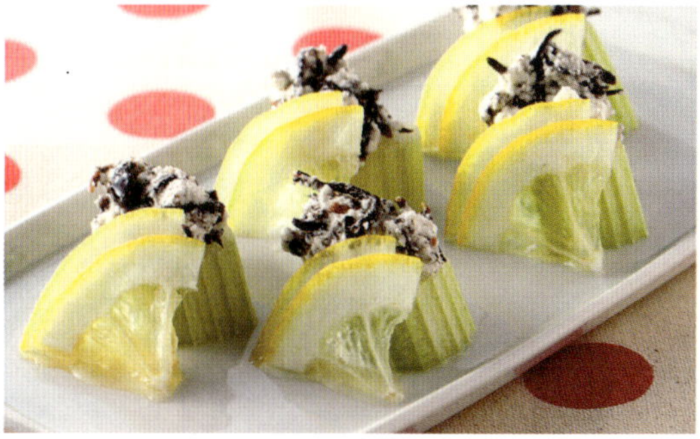

第4章 降血压的生活方式

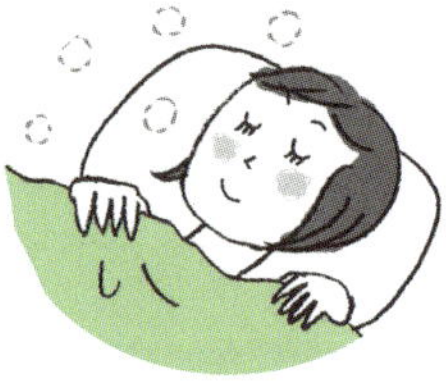

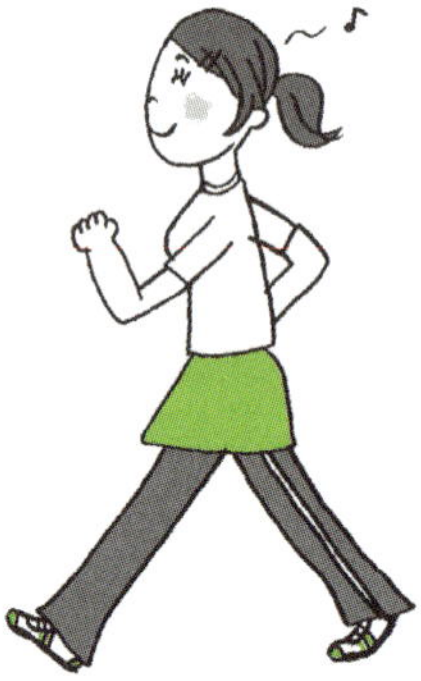

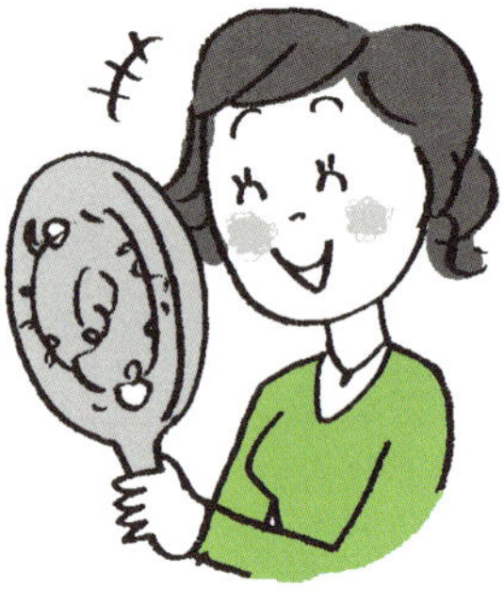

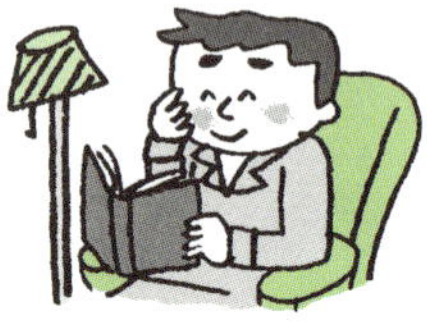

第1章

高血压是沉默的杀手

血压升高的原因主要有两方面：一是体内血容量增多，二是血流通道不畅。其实高血压并不可怕，可怕的是其引起的心、脑、肾等器官的一系列并发症。只要及早发现，及早治疗，就可以预防和减缓这些并发症的发生。

血压是怎样形成的

◉血压是血管内血液对血管壁的侧压力

血压是血管内血液对血管壁的侧压力

为了便于理解血压的含义，首先我们把心脏想象成水泵，把血管想象成连接水泵的橡胶管。

心脏这个大水泵，依靠不断地收缩和扩张，将血液不停地传送至血管这条橡胶管中，同时也给血管内壁施加了压力，而这种压力在心脏收缩、泵出血液时达到最大值。我们将心脏收缩时血管壁所承受的压力称为收缩压。

反之，心脏从收缩状态恢复到原来的状态，即进行舒张运动、回收血液时，血管内壁所承受的压力也相应恢复到最小值。我们将心脏舒张时血管壁所承受的压力称为舒张压。

血压的高低与血容量多少和血管粗细有关

血压的高低根据每个人的情况不同也各不相同。例如血管中流动着大量血液的人，其收缩压和舒张压都会较高。

就算是同一个人，随着季节的改变，血压的高低也会发生变化。假设水泵里排出的液体量相同，那么橡胶管越粗所承受的压力就越小，橡胶管越细所承受的压力就越大。由于冬天气温低，血管容易收缩变细，所以冬天时血压相应比夏天要高。

再有，环境和情绪的变化对血压也有一定的影响，例如白天或夜晚，运动或安静，心情轻松或焦躁动怒等，血压均会发生相应的变化。此外，血管的收缩与舒张还会受到交感神经、副交感神经以及激素的影响，从而使血压升高或降低。而且测量血压时的姿势和场所不同，血压值也会不同。

血压的形成

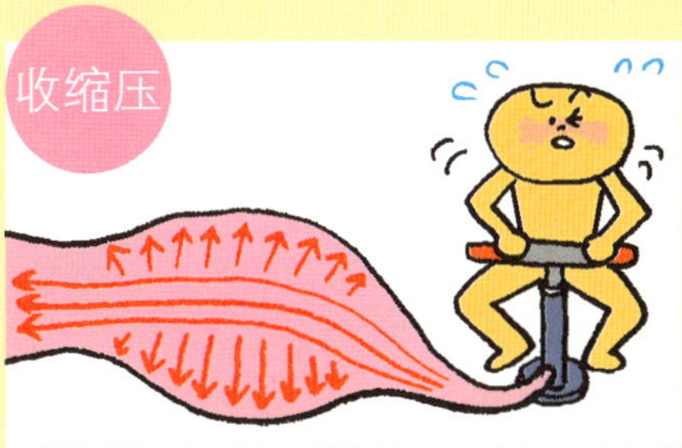

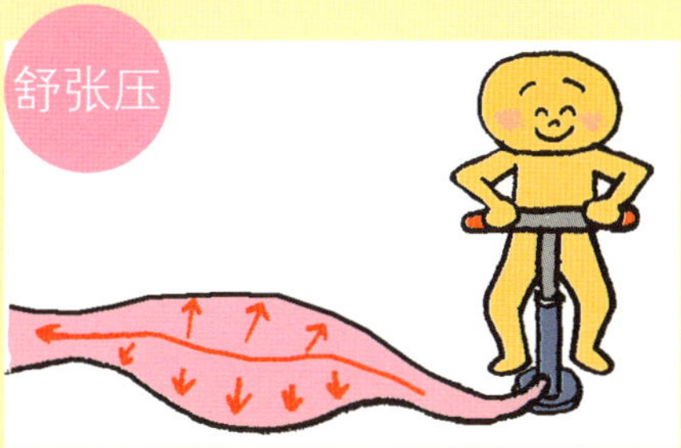

泡澡时血压易上升

在泡澡时，不管冷水还是热水，全身都会感受到水的压力。这股压力会使体表的毛细血管收缩，从而使血压上升。

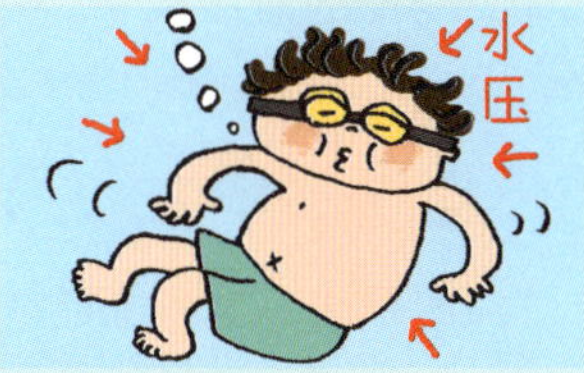

测量部位不同，血压值也不相同

我们通常所说的血压值是指处于和心脏同等高度的手臂上部的肱动脉血压。由于所受重力的不同，一般情况下，心脏以上部位的血管内血液对血管壁的压力要比心脏以下的部位低。例如正常人下肢的血压通常比上肢的血压高。

人呈坐姿状态时身体各部位的血压值

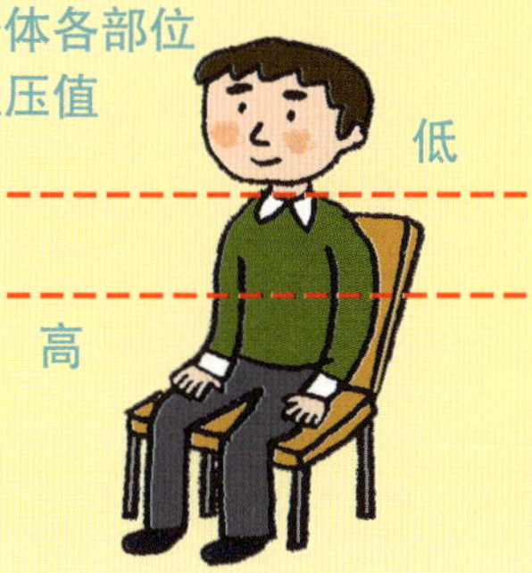

基础知识

怎样才算高血压

◉高血压是指血压长期处在高于正常值的状态

正常血压一般指不高于140/90毫米汞柱

血压的计量单位是毫米汞柱（mmHg）。测量血压的正确方法是被测者取坐位，将袖袋绑在被测者的上臂，然后用水银柱式血压计进行测量。在缓慢放气的过程中，从听诊器中首先听到血流冲击动脉产生湍流引起的震动音时，血压计所显示的水银柱高度值便是收缩压。当此声音逐渐消失时，所测得的血压值则是舒张压。

目前临床公认的血压正常值一般是，成人收缩压不超过140毫米汞柱，舒张压不超过90毫米汞柱。严格来说，这两个数值是指在医院里，被测者处于非运动状态时所测得的血压值。

如果血压只是一时高于正常值，不一定是高血压

一般情况下，非同日3次测量血压，收缩压和舒张压均高于正常值，或者只有收缩压或舒张压高于正常值，则可诊断为高血压。

但是，运动、浴池洗澡或是爬完楼梯后，血压一时升高的状态不能称为高血压。只有那些不管在白天还是夜晚，夏天还是冬天，运动状态还是非运动状态时，测得的血压值都比正常值高，换言之，就是长期处于较高血压状态的人，才能被称为高血压患者。

另外，自己在家里测得的血压值，可能会比在医院测得的血压值低5毫米汞柱左右。一般来说，在医院以外测得的血压，通常都有偏低的现象。

相关阅读页➡P2、P31、P41

一天中血压的波动

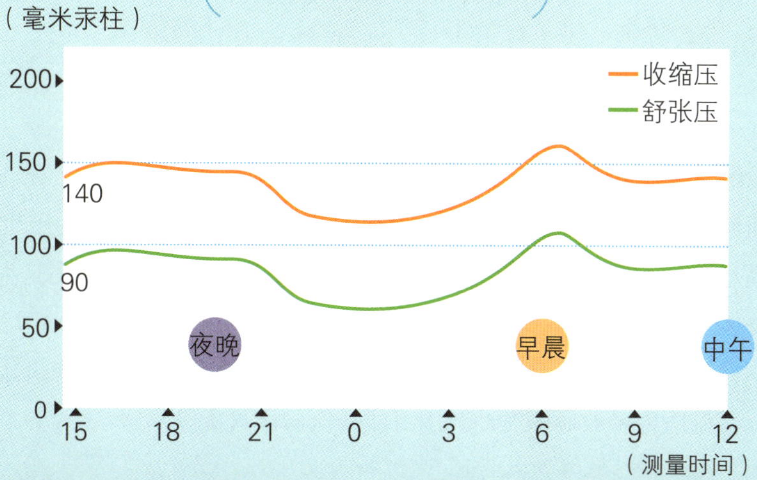

不管是正常人还是高血压患者，一般白天的血压都比夜晚稍高一些。运动、洗澡和情绪激动时血压也会随之上升。血压在短时间内一度超过正常值的情况并不能认定为高血压。

高血压的诊断标准

	收缩压（毫米汞柱）	舒张压（毫米汞柱）
诊室血压	≥140	≥90
家庭血压	≥135	≥85
动态血压		
24小时平均值	≥130	≥80
白天	≥135	≥85
夜间	≥120	≥70

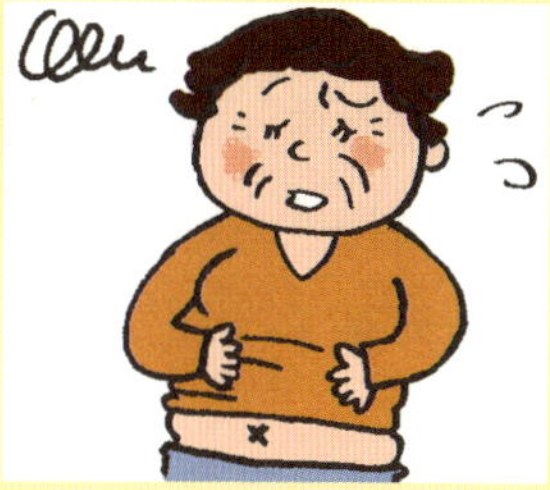

一般来说，血压会随着年龄的增加而升高。75岁以上高龄者的血压正常值与一般成人的血压正常值指标相同，但75岁以上高龄者的降压目标值比一般成人来说要高一些，也就是说，高龄高血压患者的血压控制目标可适当放宽。

血压为什么会升高

◉血容量增多、阻力增加是血压升高的原因

血压会出现一时性的升高或降低

即使是身体健康者，随着季节、时间以及情绪的变化，血压也会发生相应的升高或降低。不管炎热还是寒冷，醒着还是睡着，放松休息还是大脑高度紧张时，身体都会因自身需要而随时调整血压的高低。

不只健康人会出现血压一时性的升高或降低情况，高血压患者也如此。不同的是，高血压患者的血压波动范围可能会比健康人大。

血压升高且居高不下的原因

高血压的成因，简单来说有两点。第一个原因，用前面所举的例子来解释，就是储存于水泵（心脏）和橡胶管（血管）里的血容量由于某种原因增多。血容量一旦增多，橡胶管（血管）随之会变得紧绷，施加在橡胶管（血管）壁上的压力相应变大，使血压增加。第二个原因是，外部的压力施加在橡胶管（血管）上，比如血管受到挤压，血液的流动通道变细变窄，导致血管内血流不畅。一旦出现这种情况，就算血容量没有增多，血管壁受到的压力也会变大，从而使血压增加。

对于血压正常的人来说，即使血容量一时增多，短时间内也会恢复正常；血流通道即使一时受外力阻滞，短时间内也会疏通流畅。高血压患者则不然，血流通道通常会变细变窄，而且此种状态会长时间持续，所以血压一旦增高容易居高不下。

相关阅读页➡P2、P4、P31

生活中常见血压升高的情况

- 起床时
- 上班时
- 运动时
- 突然受寒
- 工作时
- 吸烟时
- 争执时

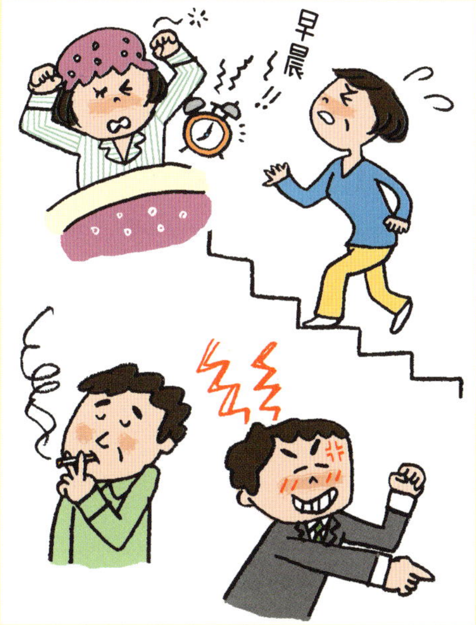

高血压的两个成因

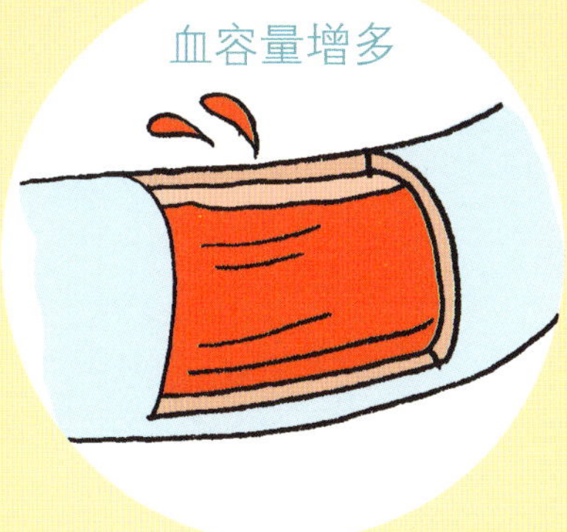

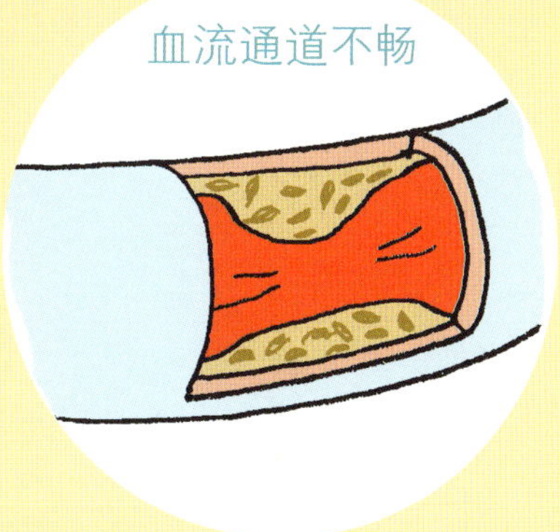

引起高血压的各种原因

◉疾病、不良生活习惯、遗传因素等均可导致高血压

不良生活习惯或遗传因素等引起的原发性高血压

大多数高血压患者属于原发性高血压。到目前为止，引起原发性高血压的原因不明。但是，随着流行病学资料的积累和分析研究，高血压易患人群类型和特征正日渐明晰。

一方面，高血压与饮食和运动等生活习惯密切相关。例如，肥胖者、吸烟者、口味重的人容易患高血压。另一方面，高血压与遗传因素有关。如果父母或兄弟姐妹是高血压患者，那么本人患高血压的概率就会很高。

随着科学的发展，某些能直接导致高血压的遗传基因被逐渐发现，此种源于遗传基因的先天性高血压患者虽然极少，但还是有的。

某些病症引起的继发性高血压

引起高血压的原因很多，继发性高血压多是由一些病症引起的。例如，由于某种肾病导致肾衰竭，会使血液中的水分增加，从而使得全身血流量增多，血压也随之逐渐增高。又如，肾上腺肿瘤会过多分泌某种激素，此种激素有升高血压的作用，从而引起继发性高血压。

像这种患者本身患有某种病症，又由这种病症而引发的高血压，被称作继发性高血压（或称症状性高血压）。

相关阅读页➡P6

引起继发性高血压的主要原因

肾性高血压

由慢性肾小球肾炎、肾硬化症、多发性肾囊肿引起肾功能低下时导致的高血压。

肾血管病变引起的高血压

主要由肾动脉狭窄引起。

内分泌异常引起的高血压

由原发性醛固酮增多症、库欣综合征、嗜铬细胞瘤等引起的高血压。

药物性高血压

由于服用某些药物如非甾体类抗炎药、糖皮质激素等引起的高血压。

遗传性高血压

广义上来说，遗传性高血压多指家族性高血压。狭义上来说，指的是单基因遗传性高血压。

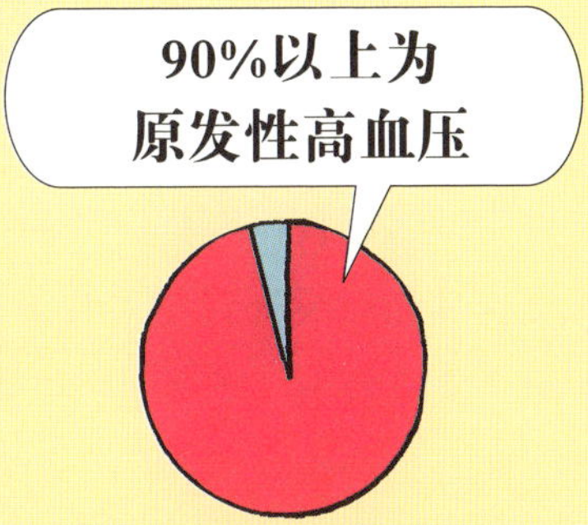

易导致高血压的不良生活习惯

饮食习惯

- 喜欢吃咸的食物（食盐摄入过多）
- 喜欢吃肥肉（饱和脂肪酸和胆固醇摄入过多）
- 很少吃鱼（不饱和脂肪酸摄入少）
- 不喜欢吃蔬菜水果（钾和膳食纤维摄入少）
- 进食量大（热量摄入过多）

运动习惯

- 很少运动

嗜　　好

- 吸烟
- 几乎每天都喝酒

精神状况

- 长期心理压力大

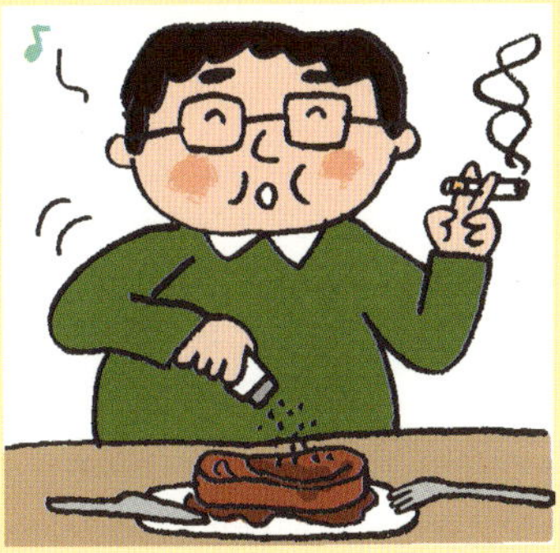

为什么说高血压是沉默的杀手

◉高血压会引发严重的并发症

长期高血压易使体内的重要脏器受损

并发症是指一种疾病在发展过程中引起的其他疾病或病症，后者便称为前者的并发症。高血压常引起心、脑、肾以及全身血管等重要器官和血管的并发症。

在众多并发症中，心脏病是常见并发症。合并有高血压的心脏病患者，其心脏泵血时，需要克服更大血压阻力向外输送血液才能保证人体的需要。如果心脏长期持续过度使用能量，久而久之便会因负担过重而引起心功能下降。而且，血管壁也会因持续受到强大的压力导致血管壁受损。久而久之，出现血管硬化，血管壁会失去弹性，甚至引起血管破裂、出血。

此外，心脏过度劳累还会引起心力衰竭、心绞痛或心肌梗死等严重病变，甚至危及生命。

为什么说高血压是沉默的杀手

尽管高血压并不可怕，但它可以引起严重的并发症，甚至危及生命。而且多数高血压患者没有明显的不适感，一旦发病就非常严重。例如出现脑出血、失明、主动脉破裂等致命性疾病或并发症。因些，高血压被称为“沉默的杀手”。值得庆幸的是，如果高血压能被早发现、早治疗，就可以避免悲剧的发生。

相关阅读页➡P14、P16、P18、P20

高血压的常见并发症

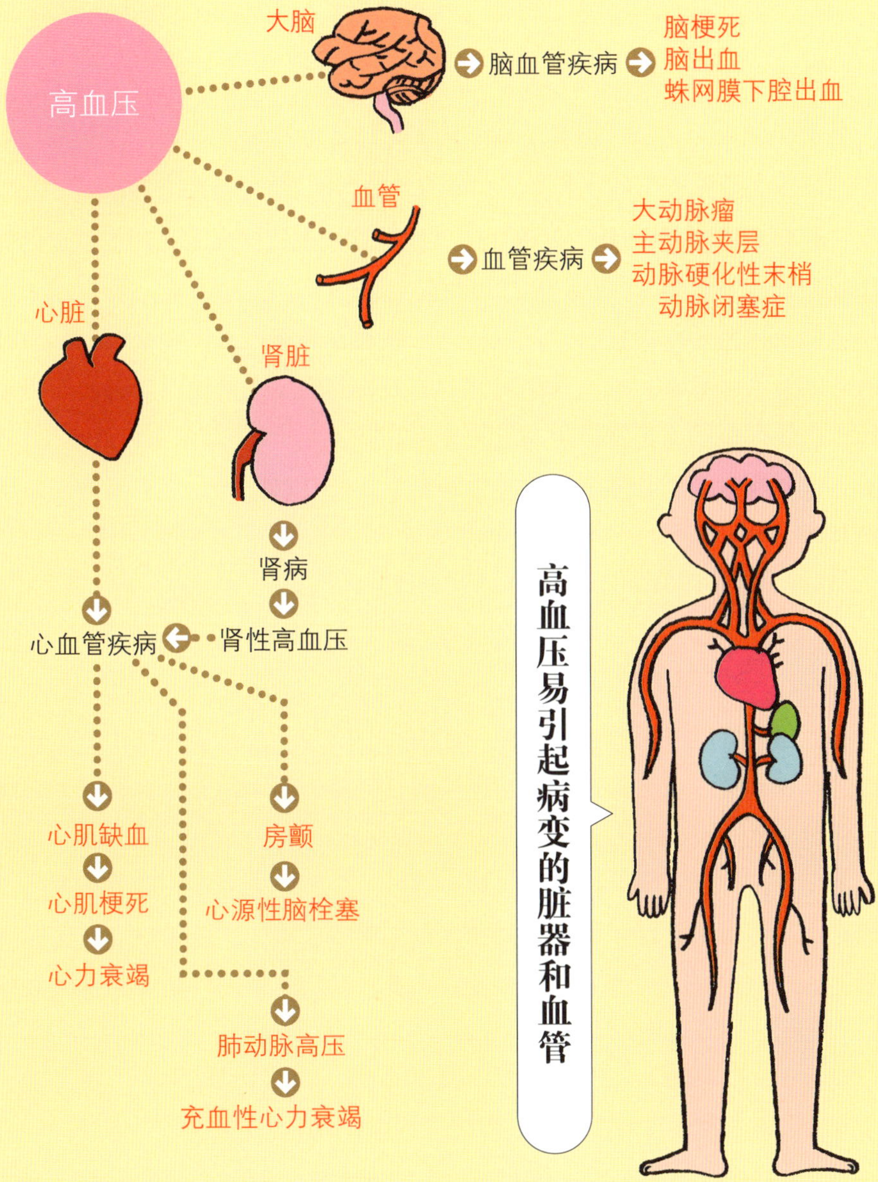
高血压
大脑
脑血管疾病
脑梗死
脑出血
蛛网膜下腔出血
血管
血管疾病
大动脉瘤
主动脉夹层
动脉硬化性末梢
动脉闭塞症
心脏
肾脏
肾病
肾性高血压
心血管疾病
心肌缺血
心肌梗死
心力衰竭
房颤
心源性脑栓塞
肺动脉高压
充血性心力衰竭
高血压易引起病变的脏器和血管

基础知识

高血压人群十分庞大

◉吃盐过多和年龄增大是高血压人数增多的两大原因

近半数人处于临界高血压状态

日本2000年进行的“第五次循环系统疾病基础调查”显示，高血压患者（包括服用降压药的患者）的比例为：30岁以上的男性有47.5%患有高血压，30岁以上的女性有43.8%患有高血压。2006年的健康营养调查数据显示，20岁以上的男性有53.2%患有高血压，女性则有39.6%患有高血压。

从以上比例可以推算出，日本高血压患者人群庞大，仅20岁以上的患者大约就有4000万人。另外，近年来出现的“临界高血压”人群也成为高血压治疗的新对象。临界高血压（正常血压高限）是指收缩压大于130毫米汞柱而小于140毫米汞柱，舒张压大于85毫米汞柱而小于90毫米汞柱。据统计，日本临界高血压人数已达1500万人。

从上述数据可以看出，高血压已是一种常见疾病。

“减盐”事业任重道远

高血压患者增多的原因有多种，其中一个原因是盐的摄入过多。虽然目前人们已经意识到这一点，并进行了相应控制，但盐的摄入仍整体偏高，“减盐”事业仍任重道远。

另一方面的原因，就是随着年龄的增长，高血压患者在人群中所占的比例也逐渐增大。男性和女性相比，除去70岁以上年龄层不计，总体来说，男性高血压患者占的比例较大。一般来说，男性到40岁，女性到50岁时便有必要做血压方面的检查，但从健康角度出发，二三十岁时就有必要注意自己的血压情况。

各年龄段高血压患者所占比例

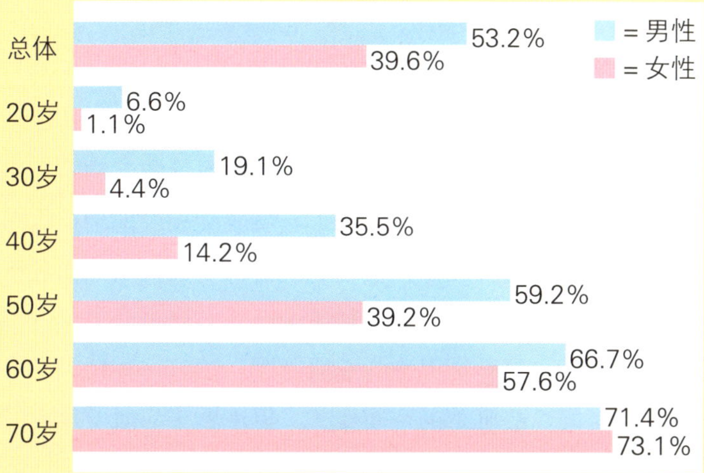

注：此调查主要是针对20～70岁之间的人群进行的血压筛查。日本20岁以上的人群有1.04亿人（截至2006年10月），按上图所示比例进行计算，则高血压患者的总数为3970万人。

收缩压随年龄的不同而变化

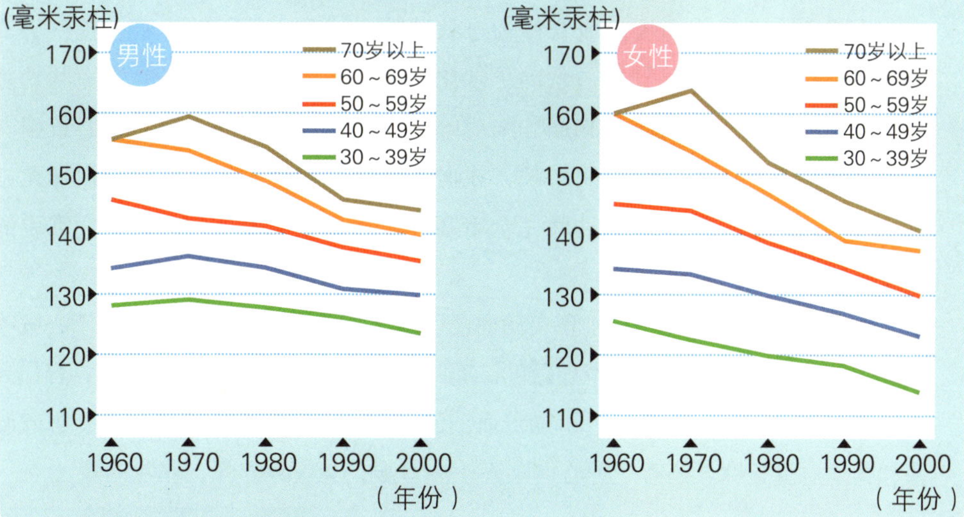

基础知识

高血压引起的心脏疾病

◉高血压会增加心脏疾病的患病风险

高血压会导致心脏过度劳累

高血压是由于体内血流量过多，或者血液在血管中流动不畅所引发的疾病。血压升高时，心脏为了克服较高的压力，心肌就会相应地增加收缩力，以便把血液输送到全身各个器官。长此以往，心肌就会由于负荷增加而逐渐变厚。举例来说，心脏如同房间，心肌如同墙壁，如果墙壁（心肌）变厚了，整个心脏的外观看起来就会比正常大，这种情况称为心肌肥厚。还有一种情况是心脏扩大，同样用房间来比喻，房间（心脏）的空间变大，但墙壁（心肌）没有相应变厚，而是随着房间（心脏）空间的变大而变薄。

心肌肥厚和心脏扩大在一定时期内会有助于增强心脏的供血功能，但长此下去心脏功能会逐渐衰退，如果这种超正常的工作和过度负荷的状态长期持续，就会出现心律不齐等症状，严重时会导致心脏停止跳动。

冠状动脉发生堵塞会导致心脏疾病

心脏有一条极为重要的血管称为冠状动脉，这条血管能够为心脏提供必要的氧气和营养。高血压是导致冠状动脉硬化和狭窄的重要原因之一。当冠状动脉狭窄到一定程度时，就会出现胸痛、胸闷等症状，容易引发心肌缺血、心绞痛。如果这种血流不畅状态持续时间较长，或血管堵塞，就会使部分心肌缺血坏死，严重时会威胁生命，这种冠状动脉完全堵塞，并导致心肌梗死，就是我们常说的心肌梗死。

心绞痛、心肌梗死等心血管疾病亦会引发心律不齐。心律不齐是由于心脏收缩和舒张的节律处于不正常状态导致的。有一种严重的心律不齐——房颤，容易导致心房内血栓形成，血栓脱落后可随着血液的流动堵塞大脑和肺部的血管，引起脑栓塞和其他血管栓塞。还有一种心律不齐——室颤，会导致猝死，非常凶险。

相关阅读页➡P10、P56、P58

高血压引起的心脏疾病

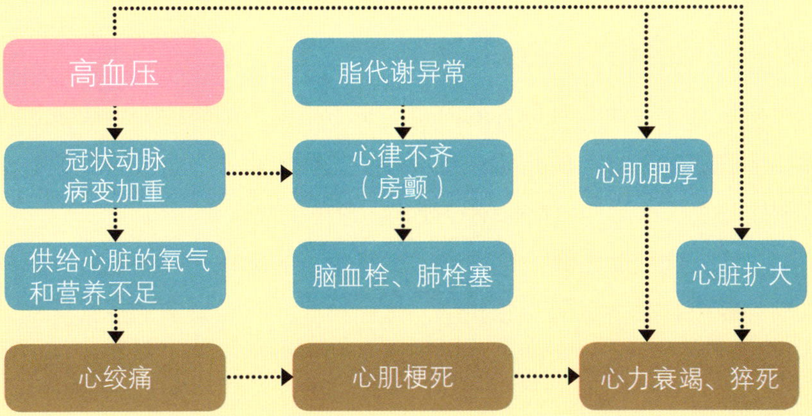

相关疾病介绍

缺血性心脏病

冠状动脉是将氧气和营养输送到心脏的血管。高血压导致冠状动脉内壁受损时，会引起心绞痛和心肌梗死等缺血性心脏病。

心绞痛 因冠状动脉硬化导致血管无法顺利输送心肌所需要的氧气时，会引起胸闷和胸痛等症状。

心肌梗死 由于冠状动脉堵塞，心肌坏死所致，发作时常有剧烈的胸痛症状。严重时，短时间内可使人死亡。

心肌肥厚、心脏扩大

由于血流量的增加和血压的上升使心脏负担加重，从而导致心肌肥厚、心脏扩大。

心律不齐

心律不齐是指心脏收缩和舒张的节律失常。根据节律失常的形式不同，又分为期前收缩和发作性心律不齐等。其中与高血压关系最为密切，同时最危险的心律不齐是房颤，房颤容易导致血栓形成，引起脑栓塞或肺栓塞等严重病变。

基础知识

高血压引起的脑血管病

◉发生脑出血、脑梗死等脑血管意外的概率增加

脑血管堵塞或破裂会引起脑卒中

长期高血压会使全身血管的内壁受到不同程度损害。血液中低密度脂蛋白胆固醇（坏胆固醇）之类的脂质一旦增多，就会聚积在血管损害处，在血管壁内侧形成粥样斑块，逐渐形成动脉粥样硬化，最终引起血管狭窄。

上述病变过程就是我们常说的动脉硬化。当出现动脉硬化时，粥样硬化斑块突入动脉腔内，就会引起管腔狭窄。这种狭窄会影响血液的正常流动，导致血流速度、压力等发生改变，进一步增加斑块所承受的压力，促使斑块更容易出现问题，比如破裂。

大动脉、脑动脉、冠状动脉等都有可能发生动脉硬化。如果脑动脉粥样斑块因各种原因发生破裂，就会引起血管栓塞或梗阻，继而引起严重的后果——脑卒中。

脑卒中的致死率极高

世界卫生组织报告显示，脑卒中是世界范围内仅次于心脏病和癌症之后排名第三的致死性疾病。因脑卒中导致的后遗症如肢体障碍、语言障碍等严重影响着患者的生活质量，增加医疗和个人经济负担。

日本“健康21计划”提出，如果平均血压下降 2 毫米汞柱，那么死于脑卒中的人数便会减少1万人，因脑卒中而影响正常生活的患者也会减少约3500人。

高血压是导致脑卒中发生的重要危险因素。长期高血压会使血管壁承受过高压力，导致血管内膜受损，形成动脉粥样硬化斑块，使血管腔变窄，影响血液正常流动，从而引发缺血性脑卒中，如脑梗死。同时，高血压还可能使血管壁变薄、变脆，易于破裂，引发出血性脑卒中，即脑出血。高血压患者发生脑卒中的概率明显高于血压正常的人群，且患病时间越长、血压控制不佳，脑卒中的发病风险越高。因此，有效地控制血压对于预防脑卒中至关重要。

相关阅读页→P11、P12、P54

高血压引起的脑血管疾病

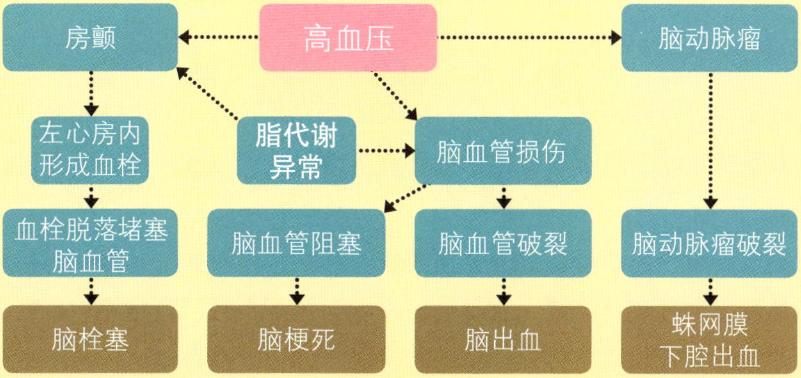

相关疾病介绍

动脉硬化引起的脑血管损伤

因高血压导致脑部血管受损，血液中的低密度脂蛋白胆固醇和甘油三酯就会沉积在血管壁上，引起动脉硬化。随着动脉硬化的进一步发展，血管壁就会变厚，血管也变得脆弱而容易破裂。

脑栓塞 房颤容易使左心房产生血栓，血栓剥落后如果随着血液的流动堵塞大脑的血管，就会引发脑栓塞。血栓常发生于较粗的血管，患者会有突然大面积麻痹（左半身或右半身）的症状。

脑梗死 脑梗死是指脑部血管因动脉硬化而堵塞，血流急剧减少导致脑组织缺血缺氧性坏死，进而出现对应的神经功能缺失表现。其中，症状轻微的腔隙性脑梗死也较多见，常会出现身体麻木、反应迟钝等症状。

蛛网膜下腔出血 主要是由于脑动脉瘤破裂出血后，血液流入蛛网膜下腔所致，其病死率较高。因此，一旦明确诊断，应尽早手术治疗。

脑出血 主要是由于高血压导致的脑部血管破裂出血。患者会出现不同程度的意识不清和呼吸障碍、偏瘫等，病死率和致残率均较高。

基础知识

高血压引起的肾病

◉高血压会引起肾病，肾病也会引起高血压

高血压会引起肾病

肾脏位于脊柱两侧，左右各一。人体每分钟约有1000～1200毫升血液流经肾脏，其血流量相当于心脏排出的循环血量的20%。肾脏持续不断地过滤血液，产生尿液。

高血压对全身血管的危害会逐渐波及肾脏，久而久之，肾脏的功能逐步丧失且无法恢复，出现肾衰竭，这种情况临床上并不少见。肾功能一旦衰竭，血液中的代谢废物就会增多，体内环境随之恶化。这会导致身体出现各种不适或病症，如水肿、电解质紊乱、贫血等。这些症状不仅影响患者的身体健康，还会对其日常生活造成困扰。

进入慢性肾衰竭阶段，患者的肾脏功能已经受到严重损害，无法有效地过滤血液和调节体内环境，人工透析或肾脏移植成为治疗的主要手段。同时，由于高血压使得肾动脉发生动脉硬化，这会引起肾小球硬化、萎缩等一系列病理变化。这些变化不仅进一步削弱了肾脏的血液滤过功能，还导致肾脏对盐分的调节功能下降，导致患者体内出现水肿、高血压加重等症状，进一步加剧肾脏功能的恶化。

肾病也会引起高血压

反之，肾脏疾病也有可能导致高血压。由于动脉硬化等引起的肾动脉狭窄或是细菌、病毒感染导致的肾炎，都会诱发肾性高血压。在继发性高血压中，广为人知的便是这种肾性高血压。

由于肾脏强大的代偿能力，多数肾脏疾病往往在病情恶化后患者才出现症状，因此，定期进行身体检查显得尤为重要。尿液检查被视为肾脏健康的“晴雨表”，通过尿常规检查、24小时尿蛋白定量、尿微量白蛋白检测等项目，医生可以了解肾脏的滤过功能和排泄功能是否正常，从而初步判断肾脏是否存在病变。

相关阅读页➡P60

肾脏的结构

①肾皮质 每个肾大约有100万个肾单位，肾单位主要由肾小体和肾小管组成，肾小体90%位于肾皮质内。

②肾小管 重吸收原尿中的有用物质，并排泄废物。

③肾动脉 传输血液到肾脏。

④肾静脉 将经肾脏过滤后的血液从这里送出。

⑤肾　盂 过滤后的尿液集中在这里。

⑥输尿管 将肾脏中形成的尿液排入膀胱。

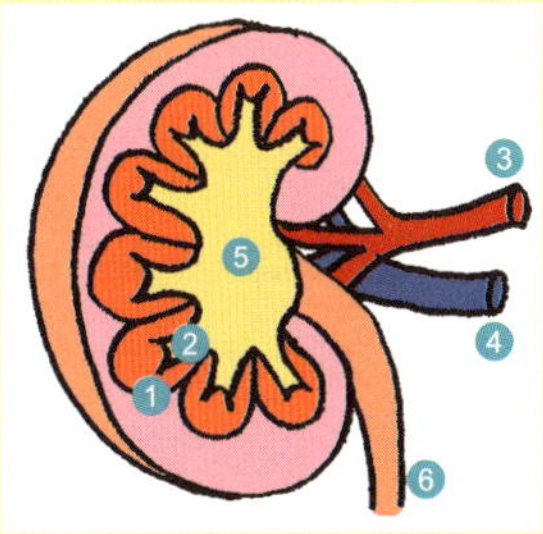

高血压引起的肾病

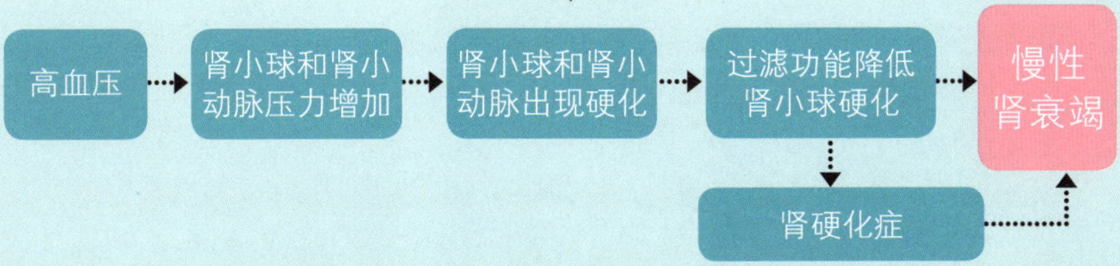

肾病导致的高血压（继发性高血压）

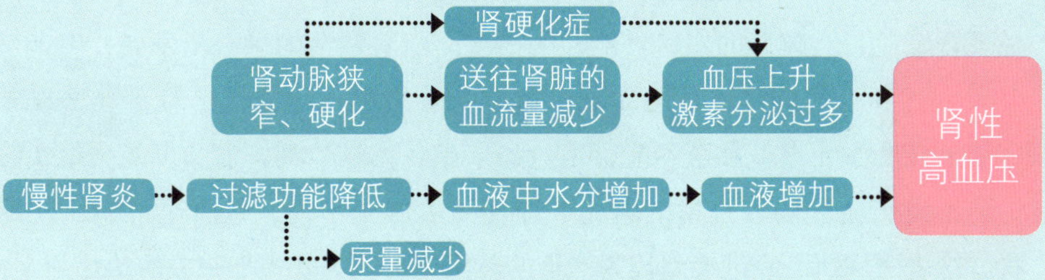

高血压引起的眼部及下肢病变

◉高血压会引起眼底出血及间歇性跛行

高血压会引起眼底出血

高血压引起的动脉硬化不仅局限于心脏、大脑和肾脏等处的血管，人体全身各处的血管都有可能发生。其中具有代表性的是眼底出血，即眼底视网膜处的毛细血管破裂出血。

高血压患者的视网膜一旦出现动脉硬化并且恶化，便容易引起眼底出血。

当视网膜被溢出的血液覆盖，失去了感光能力，此部分视网膜原先可捕捉到的视野就会随之消失。如果只是丧失一部分视野，对实际视力的影响可能不会很大，因为周围的其他视网膜仍然可以捕捉到光线和图像。然而，如果出血影响到了视网膜中视觉神经最为集中且负责感知色彩和形状的黄斑部，那么视觉功能就会明显下降。黄斑部是视网膜上最重要的部分之一，它负责我们的中心视力和精细视觉。当黄斑部受到出血影响时，主要视野会被挡住，中心视力会减退，整体视力就会受到很大的损害。

高血压可引起间歇性跛行

下肢血管发生动脉硬化并逐渐加重，会导致肢体远端血液供应不足。当这种情况严重时，可能会引发闭塞性动脉硬化症。这种病症在患有糖尿病以及有大量吸烟、饮酒习惯的男性高血压患者中更为常见。

在闭塞性动脉硬化症的初期，患者可能会经历脚冷、脚麻的症状，脚部可能呈现青紫色，且脚部的伤口可能经久不愈。随着病情的进一步发展，患者可能会出现一种称为间歇性跛行的症状。这意味着当患者起身行走时，会出现腰腿疼痛、下肢麻木无力，甚至不能行走。如果患者休息片刻，症状可能会很快缓解，仍可继续行走。随着病情的恶化，即使患者静坐不动，双脚也可能出现疼痛症状。这表明病情已经进展到较为严重的阶段，可能需要更加积极的治疗和干预。

相关阅读页→P10

眼底的构造及出血部位

视网膜里有从视乳头分支出来的动脉和静脉，并呈放射状分布。如果视网膜的一部分因血管破裂出血而被覆盖，视力会有部分丧失，但只要出血范围不大，患者很难察觉。但当黄斑区（捕捉事物的色彩和形状）出现微量的出血，抑或黄斑发生病变时，中心视力就会丧失，只有周边保留部分视力。

进行眼底检查可了解因高血压和动脉硬化所引起的变化，从而推断脑动脉是否硬化。眼底动脉有较大变化的人，可推断其脑部动脉的变化也较重。

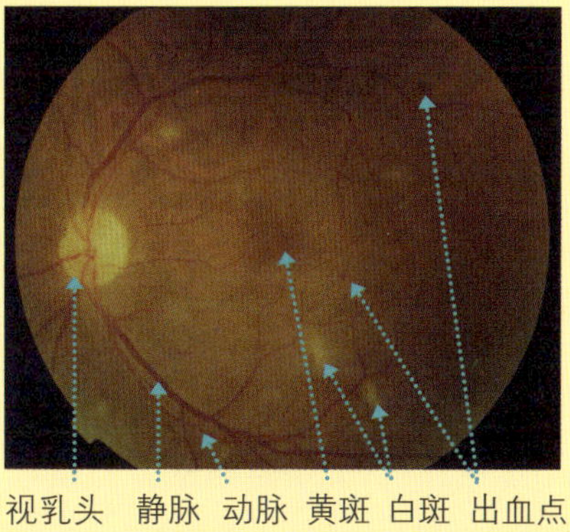

大动脉瘤

大动脉瘤瘤壁薄而脆弱。血管壁的内膜破裂，可导致血管部分膨胀而形成夹层动脉瘤。

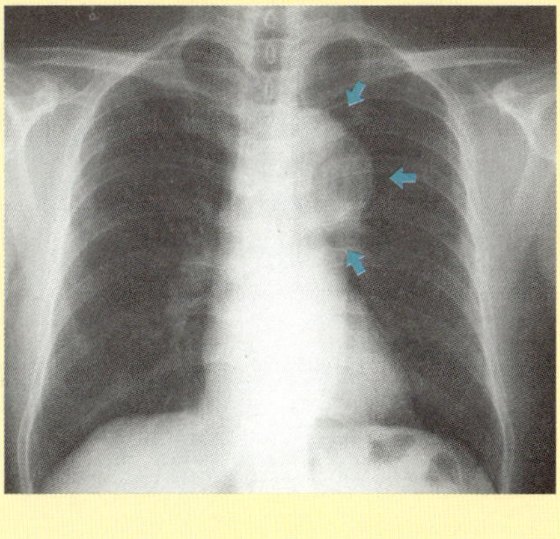

下半身的血管分布及易发生堵塞的部位

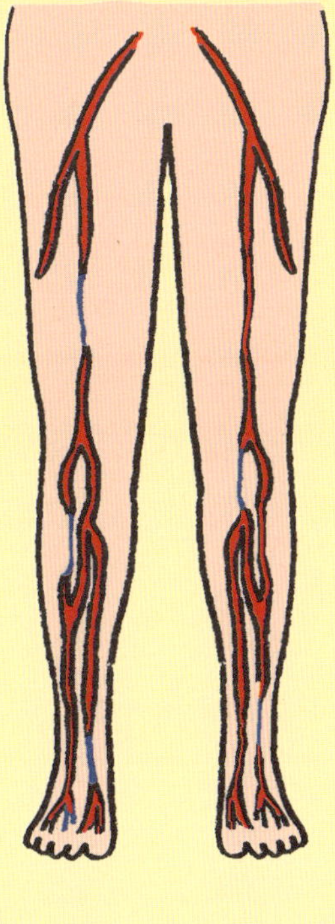

基础知识

肥胖与高血压

◉肥胖与高血压的关系密切

肥胖者患高血压的概率是正常者的2~3倍

肥胖不仅意味着身体体表面积增大，还意味着体内循环的血流量增多。另外，肥胖者大多摄入食物较多，因此盐分的摄入量也偏大。进食过多和盐分过多，都是诱发高血压的直接原因。

尤其对于脂肪囤积于腹部的中心性肥胖者来说，由于大型脂肪细胞的代谢增多，制造出大量脂肪酸，使得血液中的脂质增加。其结果会导致进一步的动脉硬化，形成内脏脂肪综合征，必须加以治疗。

大型脂肪细胞还会分泌出大量抑制胰岛素的生物活性物质，增强了人体对胰岛素的抵抗性，导致血液中的胰岛素水平代偿性增加，最终发展为高胰岛素血症。此种状态一旦长期持续，就会发展为糖尿病，破坏全身的血管，进而导致动脉硬化，最后形成高血压。

肥胖还会抑制生物活性物质脂联素的分泌，脂联素可加强胰岛素抑制糖原异生作用，维持血糖稳定。由于肥胖抑制了脂联素的分泌，因此极易诱发糖尿病。

减重1千克，血压可下降1.5毫米汞柱

数据表明，多数患者如果体重减轻1千克，血压就会相应降低1.5毫米汞柱。另外，肥胖一旦得到控制，心绞痛、心肌梗死、脑卒中等患病风险也会相应降低。

肥胖是高血压的帮凶。一旦明显感觉自己开始发胖，可依照体重指数算出自身的标准体重，进行适当的减肥。

相关阅读页➡P8、P24

肥胖引起的高血压

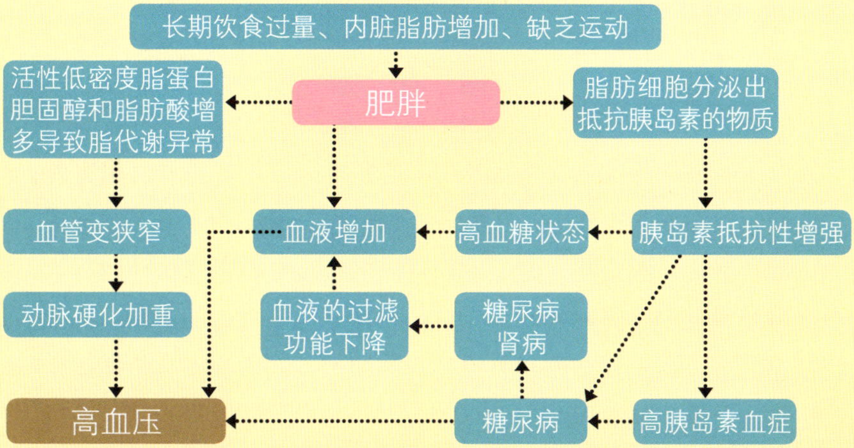

体重指数

体重指数 = 体重（千克）÷ 身高（米）÷ 身高（米）

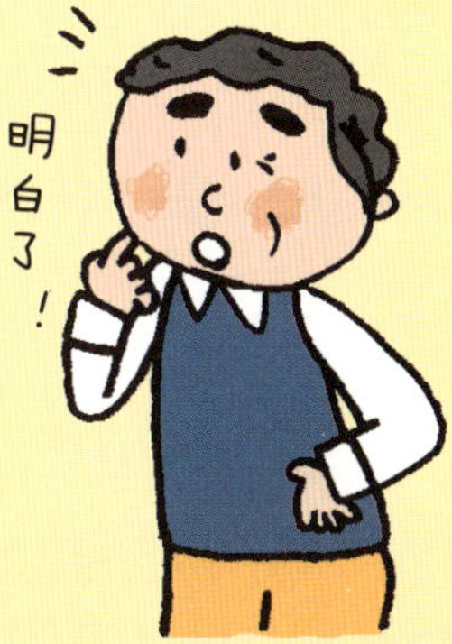

体重指数与肥胖程度*

体重指数（千克/米²）	肥胖程度
＜18.5	偏瘦
18.5～22.9	正常
≥23.0	超重
23.0～24.9	肥胖前期
25.0～29.9	一级肥胖
≥30.0	二级肥胖

* 译注：此表数据为世界卫生组织亚洲成年人标准。

体重指数是衡量是否肥胖的一个标准，但并不能反映是否为中心性肥胖。要判断是否是中心性肥胖，还要在体重指数的基础上，参照下一节的代谢综合征诊断标准。

基础知识

高血压与代谢综合征

◉高血压、糖尿病、脂代谢异常可连锁发病

高血压、糖尿病和脂代谢异常经常连锁出现

高血压引起的并发症，除脑卒中、心脏病、肾病等脏器的损害外，高血压、糖尿病和脂代谢异常的病因相互关联，因此，三者之间常常连锁出现。糖尿病和高血压都会引发动脉硬化，这是它们共同的病理基础。而脂代谢异常，特别是血液中低密度脂蛋白胆固醇的增多，更是加速了这一进程。这种“坏”的胆固醇在血管壁上的沉积，不仅会导致血管狭窄或闭塞，还增加了心肌梗死和脑梗死的风险，最终也会导致血压升高。

更为关键的是，高血压、糖尿病和脂代谢异常的发生都与我们的生活习惯息息相关。进食过多、摄入脂肪过多、缺乏运动、饮酒、吸烟等不良生活习惯，都是这些疾病的共同诱因。这些习惯不仅增加了我们患病的风险，还可能使我们已经患有的疾病进一步恶化。

糖尿病和脂代谢异常一旦加重，脏器也会受到损害

高血压长期得不到控制或高血压病情恶化会引起脑卒中、肾病、眼底出血、下肢闭塞性动脉硬化、大动脉瘤等血管或脏器的损害。如果高血压同时合并糖尿病，或者高血压合并脂代谢异常，甚至三种疾病同时出现，那么造成脏器损害的概率就会增加数倍甚至数十倍。目前常将高血压、糖尿病、脂代谢异常这三种疾病作为相互关联的病症同时治疗，以更有效地控制病情并降低脏器损害的风险。

近年来，“代谢综合征”这一说法在医学界引起了广泛关注。代谢综合征主要着眼于内脏脂肪堆积引起的肥胖，并提倡通过解决这一问题来达到预防高血压、脂代谢异常以及糖尿病的目的。这一理念强调了生活方式和饮食习惯在预防和治疗这些代谢性疾病中的重要性。

相关阅读页➡P10、P22

除脏器损害外的高血压并发症

糖尿病 该病主要以血液中糖分的浓度过高为主。血糖值一旦升高，水分就会从细胞组织渗入到血管内，血流量随之增加，从而加重高血压。糖尿病还会引起糖尿病肾病、糖尿病眼病、神经病变等。

脂代谢异常 该病主要以血液中的甘油三酯或低密度脂蛋白胆固醇等脂质增多为主。甘油三酯或低密度脂蛋白胆固醇的增加和高密度脂蛋白胆固醇的减少会引起动脉硬化，有可能诱发脑卒中和心脏病等疾病。

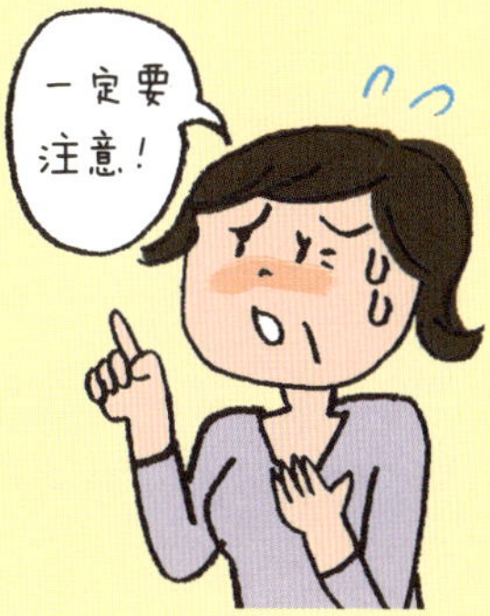

痛风（高尿酸血症） 是指因肥胖，长期摄入高嘌呤、高蛋白、高脂类食物，长期大量饮酒等不良生活习惯引起的血液中尿酸浓度升高（高尿酸血症），尿酸最终导致足趾关节等剧烈疼痛、肿大。

代谢综合征

代谢综合征主要是指由于肥胖，尤其是腹部肥胖导致的高血压、糖尿病或脂代谢异常。这三种疾病互相关联，大大增加了心脏病、脑卒中、肾病的患病概率。因此，40岁以上的人群最好进行肥胖方面的检查。此检查以腰围等数据为标准，以期发现患有代谢综合征的人群或是高危人群，便于尽早开展初期治疗和指导患者改善生活习惯。

代谢综合征的诊断标准*

通过测量腰围，男性≥90厘米，女性≥80厘米，同时符合以下三项标准中的两项，便可诊断为代谢综合征。

- 甘油三酯≥1.7毫摩尔/升，或者高密度脂蛋白胆固醇男性<1.0毫摩尔/升，女性<1.3毫摩尔/升。
- 收缩压≥130毫米汞柱，或者舒张压≥85毫米汞柱。
- 空腹时血糖≥5.6毫摩尔/升。

* 译注：此标准为2005年国际糖尿病联盟关于代谢综合征的最新定义。

基础知识

与高血压有关的其他病症

◉高血压若并发睡眠呼吸暂停综合征或哮喘，会有很大危险

睡眠呼吸暂停综合征与高血压的关系

高血压患者除了容易合并前面所讲的疾病外，还有可能患有其他疾病，如看似与高血压不相关却被大家熟知的打鼾，应提高警惕。打鼾本身并不是一种疾病。但是，如果以前没有打鼾习惯的人突然开始打鼾，并且在完全不自知的情况下发生，有可能是发生脑出血的征兆。

另外，如果患者在睡眠过程中口鼻呼吸完全停止十秒钟以上，并且这种呼吸停止发生多次，那么患者很有可能患有睡眠呼吸暂停综合征。此疾病会导致患者睡眠时血液中的二氧化碳浓度上升，大脑也开始兴奋，使得本应下降的血压在睡眠时仍然保持高位值，这样一来，白天的血压也会呈增高趋势。

哮喘等肺部疾病与高血压的关系

如果高血压患者同时患有哮喘，那么哮喘发作时，交感神经会随之紧张，血压也会随之上升。

一方面，如果高血压患者出现心力衰竭的情况，则有可能出现心源性哮喘引起的发作性呼吸困难。

另一方面，如果高血压患者同时患有慢性肺栓塞、原发性肺动脉高压等肺部疾病，将血液送往肺部的肺动脉血压就会增高，进而影响右心功能，最后导致充血性心力衰竭等病症。

相关阅读页➡P14

睡眠呼吸暂停综合征

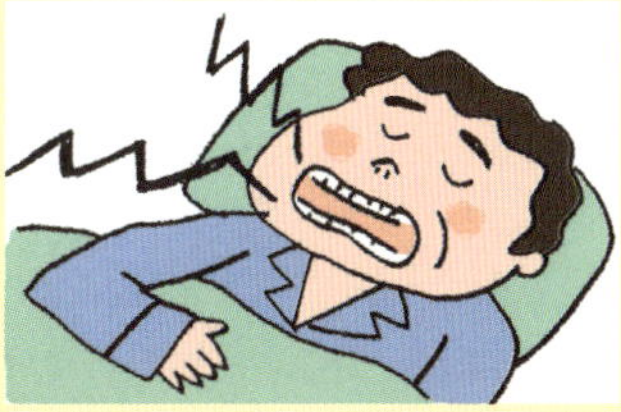

你有没有被人提醒过“你睡觉的时候，很长一段时间没有呼吸”呢?

诊断睡眠呼吸暂停综合征的标准为，在7小时睡眠过程中，口鼻呼吸完全停止10秒钟以上的呼吸暂停反复发作30次以上，或者睡眠呼吸暂停低通气指数每小时达5次或5次以上。睡眠呼吸暂停综合征的患者，其患高血压的概率是常人的两倍。

肺源性心脏病和肺动脉高压

因瓣膜病、心肌肥大等心脏疾病和肺动脉血栓等肺部疾病造成的血液流通障碍 → 从右心室输送至肺部的血流阻塞不畅

↓

右心室向外输送血液

↓

右心室负担加重，造成右心室肥大、扩张 → 肺源性心脏病（右心功能衰竭）

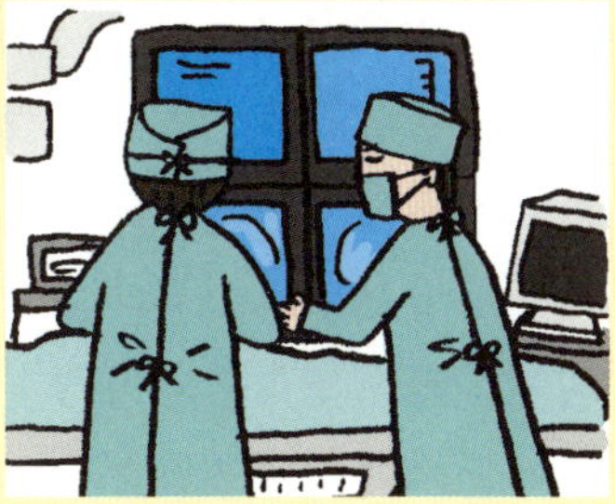

肺动脉高压可以说是另一种“高血压”。从右心发出的专门负责给肺部供血的肺动脉压力升高时称为肺动脉高压。具体症状为运动时气喘、头晕、疲劳、乏力以及胸痛等。

肺动脉高压易引起右心室肥大和扩张、右心功能衰竭，肺源性心脏病则是由肺动脉高压引起的一系列心脏损害。

检查方法

右心导管检查是确诊肺动脉高压，判断疾病程度的一项重要检查。

高血压急症

◉一旦出现高血压急症，会有生命危险

收缩压大于180毫米汞柱易导致急性脏器损伤

在高血压情况下，如果血压突然急剧升高，超过180/120毫米汞柱，同时伴有进行性脑、心、肺、肾等脏器的损害，这种情况称为高血压急症。

高血压急症多发生于30～55岁的人群，每200名高血压患者中约有一人患有高血压急症。它虽然是一种低概率病症，但却是一种极为危险的疾病，一旦发作，如果没有得到及时有效的治疗，会使身体主要脏器受到严重损害，甚至威胁患者生命安全。

常见的高血压急症包括急进型高血压、高血压脑病以及伴有急性脏器损害的重症高血压等。其中，急进型高血压和高血压脑病由于易使眼底、肾脏和大脑等脏器受到损害，因此被视为特别危险的类型。而嗜铬细胞瘤危象则是另一种类型的高血压急症，它是由于肾上腺素分泌过剩，导致血压骤然升高而引起的。

高血压急症必须及时治疗

高血压急症的发作原因多种多样，其中包括一些手术后的并发症，如脑梗死的血栓溶解疗法、冠状动脉搭桥术等。这些手术在操作前后可能引发重症高血压，进而发展为高血压急症。此外，子痫、重度烧伤等极端状况也可能导致高血压急症的发作，这些情况下的身体应激反应可能使得血压急剧升高。

对于高血压患者来说，中断服用降压药是一个极其危险的行为。如果患者长期处于高强度、高压力的工作状态下，这种行为更有可能引发高血压急症。

无论高血压急症是由何种情况引起的，患者都必须立刻入院接受降压治疗。然而，治疗过程中也存在一定的风险。急剧降压后，有超过25%的患者可能会面临脑梗死和心肌梗死等疾病的风险。因此在治疗高血压急症时需要谨慎平衡降压速度与幅度，以确保患者的安全。

相关阅读页➡P4

常见的高血压急症

急进型高血压

若对高血压长期置之不理，会损害肾功能，进而导致全身症状加重，诱发心力衰竭、高血压脑病、脑出血等严重疾病。此外，即使血压达到180/120毫米汞柱以上，如果肾脏、大脑、心脏等主要脏器没有进一步急剧恶化，那么此种情况便不叫高血压急症，而叫急进型高血压。

高血压脑病

血压一旦长时间持续升高，达到一定上限时，脑内血流量增多，血浆渗出增多，久而久之形成脑水肿，这种状态叫作高血压脑病。会引起剧烈头痛、恶心、呕吐、视力障碍、意识不清、痉挛等，严重时会使患者陷入昏迷状态甚至死亡。

伴有急性脏器损害的重症高血压

一般是指血压在180/120毫米汞柱以上，伴有心、脑、肾等脏器衰竭的重症高血压。常见的脑部病变有脑出血、蛛网膜下腔出血等，肾脏疾病有急性或进行性肾衰竭等。

嗜铬细胞瘤危象

嗜铬细胞瘤危象是指嗜铬细胞的肿瘤组织分泌出大量儿茶酚胺类物质，如肾上腺素、去甲肾上腺素，导致血压上升而出现的一系列症状。

子痫

此病症是妊娠高血压综合征的一种，其症状除了妊娠高血压综合征的三大症状——水肿、高血压和蛋白尿外，以抽搐及昏迷为特点。由于子痫患者的血压非常高，故将其划分为高血压急症。

其他

头部外伤、重度烧伤等也是诱发高血压急症的导火索。另外，突然停用降压药引起的反弹性高血压也是诱发高血压急症的一个原因。

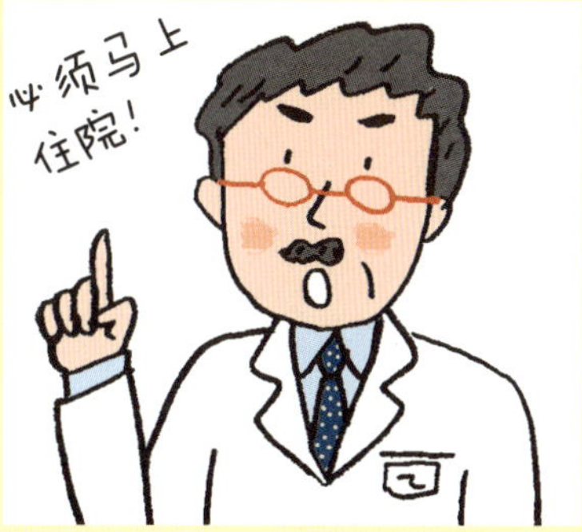

基础知识

白大衣高血压和隐匿性高血压

◉ 白大衣高血压和隐匿性高血压都要引起重视

白大衣高血压

一看到“白衣天使”就感到紧张，进而导致每次在医院测量时血压高，而在家测量则正常，这种现象叫白大衣高血压或门诊高血压。调查结果显示，接受高血压治疗的人群中有15%～30%属于白大衣高血压，而且老年患者中此比例呈增加趋势。

白大衣高血压虽不是真正的高血压，但其过渡到真正高血压的概率很高，调查显示，白大衣高血压群体的脑卒中发作概率与真正的高血压患者相差无几。

隐匿性高血压

与白大衣高血压相反，隐匿性高血压是指在医院测量时一切正常，只有在家和工作时血压才会升高的现象。之所以称其为隐匿性高血压，是因为这种高血压不容易被发现，血压只是“偷偷地高”，其实这是一种真正的高血压。

健康者中有10%～15%的人患有隐匿性高血压，在接受降压治疗的人群中，血压未达到140/90毫米汞柱者有30%患有隐匿性高血压。此外，隐匿性高血压还可分为不同的种类（见下页）。

患隐匿性高血压的人同时患心脏病的概率是血压正常者的2～3倍，这与真正的高血压患者几乎相同。隐匿性高血压与白大衣高血压一样，都是由于某种压力而诱发的，而且这两种高血压无疑都有引发脑卒中和心脏病的风险。不管身体健康者还是接受治疗者，都应定期测量血压。

相关阅读页➡P34

高血压的诊断标准

单位：毫米汞柱

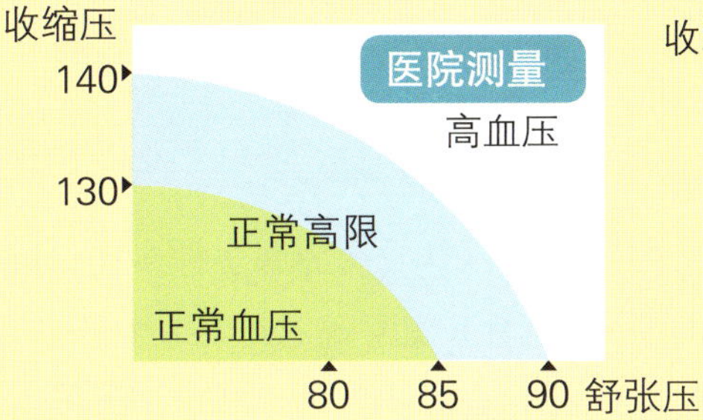

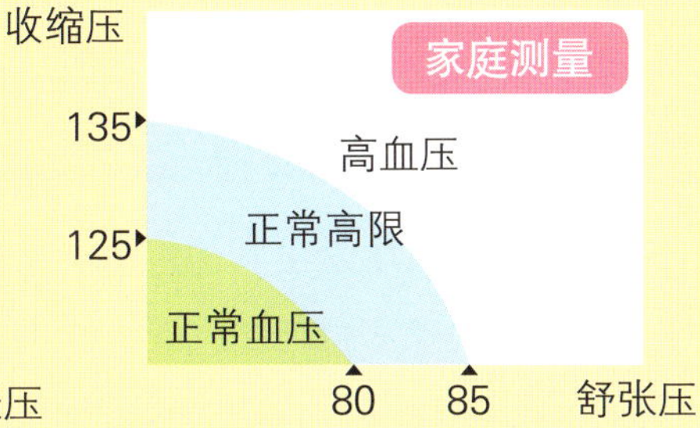

隐匿性高血压的类型

一般情况下，身体健康者的血压曲线呈勺状下降，而隐匿性高血压患者的曲线则与其不同，常见的隐匿性高血压分为以下几类（见下图）。

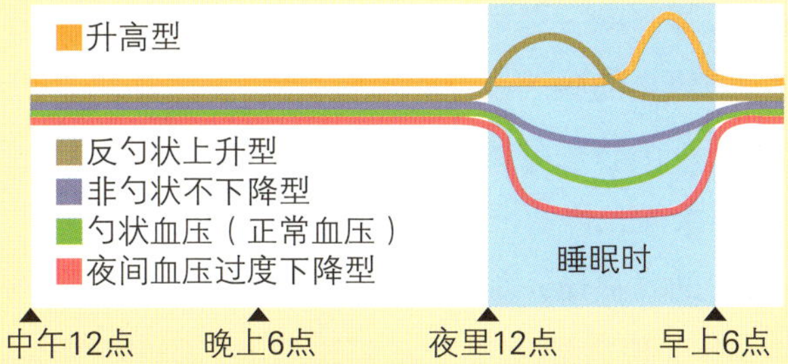

早上血压大幅上升的升高型

由于早上血压大幅上升，因此突发心绞痛和心肌梗死的风险较高。

全天无下降的非勺状不下降型

夜间血压下降幅度不及白天的10%。此型患者患左心室肥大等心血管疾病、无症状性脑梗死、高血压性肾病的风险较大。

夜间血压上升的反勺状上升型

夜间血压比白天高的反勺状血压。此型患者大多患有糖尿病肾病和自主神经功能失调，另外，患心血管疾病的风险也较高。

夜间血压过度下降型

夜间血压比白天下降25%以上。多发无症状性脑梗死，需要治疗。

基础知识

可通过手术治疗的高血压

◉部分继发性高血压可通过手术根治

某些继发性高血压可通过外科手术根治

继发性高血压是由其他疾病引发的高血压，其发病原因多种多样。其中，因肾上腺素分泌异常和血管狭窄导致的继发性高血压都可通过外科手术治愈。

某些高血压患者，如果通过服用降压药和减盐饮食仍不能达到降低血压的效果，可以重新检查自己是否患有继发性高血压，并找出发病原因。

病症不同，手术方法也不同

部分继发性高血压可以通过手术治愈。以下是几种具有代表性的、可通过手术治愈的继发性高血压病症。原发性醛固酮增多症是由于肾上腺增生，导致醛固酮分泌增多所致，醛固酮会引起血压升高。除了通过开腹手术切除肿瘤外，还可以选择对身体创伤较小的腹腔镜手术。另外，嗜铬细胞瘤引起的高血压急症，可先通过药物控制儿茶酚胺的分泌量，再行手术摘除肿瘤。库欣综合征引起的高血压，须在患者身体条件允许的情况下，手术摘除肾上腺肿瘤。

其他病症引起的高血压，如肾动脉狭窄引起的高血压，经药物治疗无效，可以在肾动脉的狭窄部位放置支架，或是进行肾动脉搭桥手术。慢性血栓栓塞性肺动脉高压经药物治疗无效，可以通过手术去除血栓。如果因肺栓塞导致肺部情况极度恶化，可通过手术进行肺移植。因大动脉炎导致高血压，使血管阻塞时，也可通过血管搭桥术进行治疗。

相关阅读页➡P8

可手术治疗的继发性高血压的病因

肾上腺素分泌过多导致的疾病

原发性醛固酮增多症

肾上腺素分泌的醛固酮能够抑制尿液中钠的排出，一旦醛固酮分泌过多，血液的渗透压就会上升，血管内的水分增多，血液也随之增加，最终导致血压升高。反之，醛固酮能加速促进血液中钾的排出，患者会因低钾血症而出现乏力、体力下降等症状。通过手术将过度分泌醛固酮的罪魁祸首——肿瘤摘除后，上述症状便会消失。

库欣综合征

由于肾上腺肿瘤或肥大，以及脑下垂体腺肿瘤引起肾上腺皮质激素分泌增多，从而导致肾上腺分泌过多的皮质醇。皮质醇会促进钠的再吸收，诱发高血压，出现面部肿胀、腹部脂肪囤积、体力下降、骨质疏松等症状。在患者身体条件允许的情况下，可以手术摘除肾上腺肿瘤。

嗜铬细胞瘤

嗜铬细胞的肿瘤组织能够分泌一种名为儿茶酚胺的激素，促进肾上腺素的合成，从而引起高血压急症。可先通过药物控制儿茶酚胺的分泌量，再行手术摘除肿瘤。

血管阻塞引起的疾病

慢性血栓栓塞性肺动脉高压

指肺动脉形成的血栓导致血管阻塞，使得肺动脉血压异常升高而引起的一系列症状。由于负责输送血液到肺部的右心负担加重，容易引起右心室肥大或右心功能衰竭，还有可能导致新的血栓形成或因肺功能低下而出现严重的气喘。

肾动脉狭窄

是指肾动脉发生动脉硬化，导致血管变狭窄而引起的一系列症状。由于动脉硬化，使得流入肾脏的血液显著减少，刺激肾素分泌，肾素—血管紧张素—醛固酮系统活跃，血压升高。

大动脉炎

大动脉炎是一种罕见的疾病，是指主动脉及其主要分支的慢性进行性、非特异的炎性疾病。如果炎症累及脑部血管，就有可能发生头晕、头痛、视力障碍等症状；如果炎症累及四肢血管，就有可能出现乏力、麻木、脉搏消失等。无论哪种情况，多有高血压和脉压差增大的现象。此病多见于年轻女性，并且有可能在女性怀孕期间再度发作。

老年高血压

◉血压通常随年龄的增加而增高

老年高血压的特点

日本健康调查显示，60岁人群中有61%的人患有高血压，70岁以上人群中有72%患有高血压。随着年龄的增长，动脉硬化程度的加深，肾功能逐渐衰退，老年患者的高血压与年轻患者相比，有其显著特点。而且，老年高血压患者的降压目标较年轻高血压患者更为宽松，一般降至150/90毫米汞柱以下即可，如能耐受可降至140/90毫米汞柱以下。

老年高血压患者的最大特点是，收缩压增高，脉压增大。因此，患心绞痛和心肌梗死等心脏疾病的风险也相应增加。

另外，老年患者的血压波动较大，高血压合并直立性低血压和餐后低血压者增多。另外，老年人血压昼夜节律异常的发生率高，同时，白大衣高血压患者呈增加趋势。此外，老年高血压常与多种疾病并存，并发症多。

老年人降血压须谨慎

老年人在进行降压治疗时应循序渐进，血压不宜降得过低、过快。如果血压急剧下降，除有可能使患者突发脑梗死外，还会使原本血压波动就剧烈的患者产生直立性低血压，出现头晕等不适。尤其对75岁以上的高龄患者来说，慎重降压显得尤为重要。

另外，老年患者在治疗高血压的过程中，需要注意饮食及生活习惯方面的改善，对降压药的选择也要谨慎。

相关阅读页➡P13、P30

老年高血压的主要特点

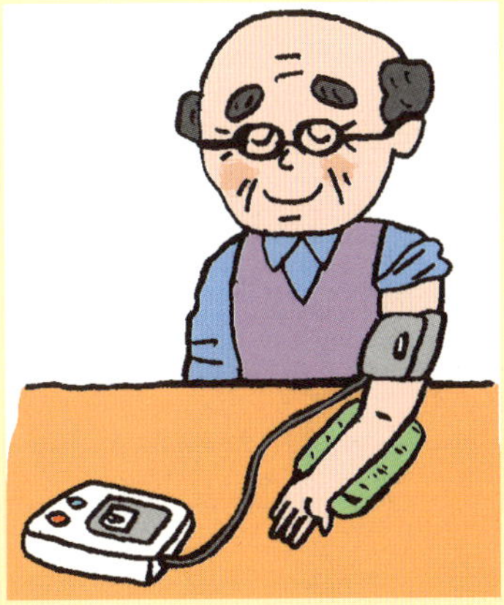

血压值

- 收缩压增高
- 脉压差增大
- 血压波动大
- 血压昼夜节律异常现象增多
- 白大衣高血压增多
- 假性高血压增多

症状及并发症等

- 易出现直立性低血压、餐后低血压、头晕等
- 常并发冠心病、脑血管疾病、糖尿病、肾病等
- 经常忘记服药或者服药过量

老年高血压患者的降压目标

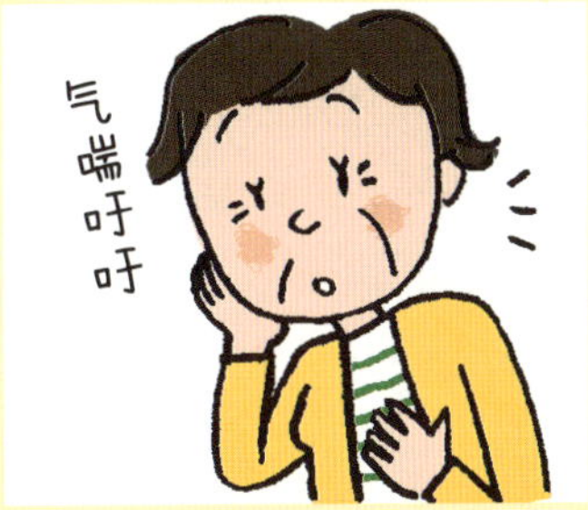

基本目标

一般情况下，尽量控制在收缩压小于140毫米汞柱，舒张压小于90毫米汞柱。但是，如果患者在75岁前已经开始治疗高血压，并将血压控制在不超过130/85毫米汞柱，仍可将此血压值作为降压目标。

收缩压在160毫米汞柱以上者

对于此类患者，可将降压目标初步定在不超过150/90毫米汞柱，然后边观察病情边慢慢降压，尤其要确定患者是否患有多发性脑梗死等并发症，确认患者基本情况之后方可将140/90毫米汞柱作为最终降压目标。

基础知识

女性高血压

◉怀孕时和步入更年期后患高血压的风险增大

妊娠高血压综合征

在30岁以上的女性人群中，高血压的患病比例在70岁以后才能与男性持平。通常情况下，除了妊娠期外，直到步入老年前，女性患高血压的风险都比男性小。

怀孕时出现的高血压称为妊娠高血压综合征。这一病症原来叫作妊娠中毒症，后来基于高血压是一种常见病，遂将此病症重新定义并重新命名。

妊娠高血压综合征的发生多在怀孕20周以后，发病者约为孕妇的5%～10%。一旦病情恶化，不仅会影响胎儿的发育，还有可能使孕妇出现脑卒中和其他脏器的损伤，最终导致孕妇不能正常生育。因此，孕妇在怀孕期间应定期检查，以便及早发现，及早治疗。另外，由于服用降压药会影响胎儿，所以孕妇在进行降压治疗时应慎重。

更年期与高血压没有关系

有些女性虽然在年轻时血压正常或偏低，但一到更年期却出现了高血压。因此有人认为，女性患高血压与进入更年期后雌激素的减少有关。实际上，女性的更年期和高血压并没有太大关系。更年期与内分泌失调有关，而高血压多是随着年龄的增长，血管逐渐出现动脉硬化所致。

另外，由于更年期容易出现潮热、头晕、头痛、焦虑不安等症状，从而使血压出现波动，甚至升高，只要调整好心态，并给予必要的治疗，不但能缓解更年期症状，还有一定的降压效果。

相关阅读页➡P29

妊娠高血压综合征

定义

怀孕20周至分娩后12周以内，如果出现高血压，或同时伴有蛋白尿、水肿等症状，可诊断为妊娠高血压综合征。但是，如果不是因为怀孕而是其他原因导致的高血压，则不能称为妊娠高血压综合征。

诊断标准

病情较轻 收缩压≥140毫米汞柱，或者舒张压≥90毫米汞柱。同时24小时蛋白尿≥300毫克。

病情严重 收缩压≥160毫米汞柱，或舒张压≥110毫米汞柱。24小时蛋白尿≥2克。

症状及治疗

初期多无自觉症状，或有劳累后头晕、头痛等。病情严重时可出现水肿、蛋白尿。怀孕未满32周发病属于早发型，怀孕超过32周发病属于迟发型，发病越早越有病情演变严重的趋势。考虑到对胎儿的影响，在病情较轻的情况下不提倡进行过于激进的治疗。

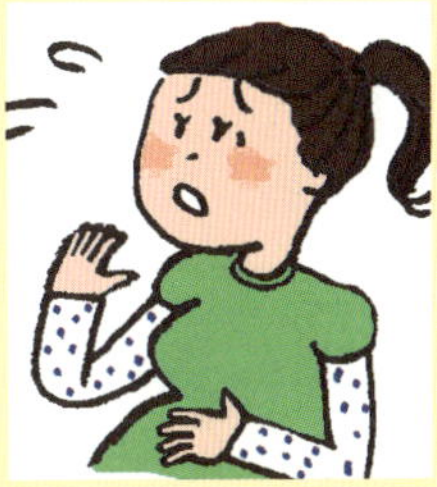

妊娠高血压综合征的发病过程

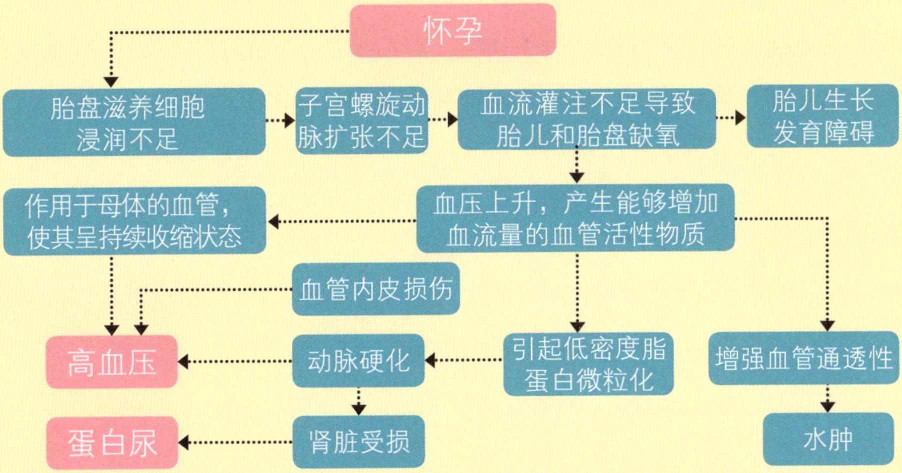

基础知识

儿童高血压

◉儿童高血压多与肥胖有关

肥胖儿童易患高血压，且成年后易发展为成人高血压

与成人相比，虽然儿童患高血压的比例不是很高，但数据显示儿童高血压患者极易合并左心室肥大，而且成年后发展为成人高血压的概率也相当高。因此，对儿童高血压应该引起重视。

另外，在小学高年级学生和中学生这类群体中，肥胖儿童患高血压的比例较体重正常的儿童患高血压的比例要明显高出许多，而且重度肥胖的儿童患高血压的比例更高。这些均表明，肥胖与儿童高血压有着密切的关系，这种高血压会持续到成年。因此，改善儿童的肥胖体质是防治儿童高血压的第一步。

首先检查是否为继发性高血压

儿童高血压和成人一样，也分为原发性高血压和继发性高血压。引起儿童继发性高血压的病因多与肾病有关，尤其是伴有膀胱输尿管逆流的反流性肾病和由于先天性肾尿路畸形导致的慢性肾衰竭等。如果确诊为继发性高血压，应立即针对病因进行治疗。

儿童高血压以原发性高血压为主，表现为轻、中度血压升高，通常没有明显的临床症状，除非定期体检，否则不易被发现。如果是原发性高血压，且无明显并发症出现的情况下，可采用饮食和运动等非药物治疗，并定期检查以观察血压的变化。如果经过半年非药物治疗后，血压还处于较高状态，就应该进行药物治疗。儿童高血压药物治疗的原则是从小剂量单一用药开始。

相关阅读页➡P22、P32

儿童高血压和临界高血压*

单位：毫米汞柱

	高血压		临界高血压	
	收缩压	舒张压	收缩压	舒张压
幼儿	120以上	70以上		
小学低年级	130以上	80以上	120以上	70以上
小学高年级	135以上	80以上	125以上	70以上
男中学生	140以上	85以上	130以上	70以上
女中学生	135以上	80以上	125以上	70以上
高中生	140以上	85以上	130以上	75以上

* 译注：由于儿童血压随性别、年龄、地区和种族不同差异较大，故尚无统一的诊断标准，本表数据仅供参考。

儿童测量血压时，应使用与其手臂粗细相吻合的环状带。如果是幼儿，父母可将其抱在膝上，让医护人员量取幼儿坐位或卧位的血压值。由于儿童常会出现白大衣高血压情况，所以建议养成在家测量血压的习惯。

胎儿期的营养状况与高血压的关系

有一份以3岁儿童为研究对象，专门研究血压与出生时体重关系的报告。这份报告显示，当孩子成长至3岁时，出生时体重较轻的孩子，如果后天营养充足，长得强壮，血压会随着体重的增加而有升高的趋势。与之相比，出生时体重较重的孩子则无此现象。由此可见，在母亲怀孕期间，如果有吸烟、挑食等不良习惯，容易出现胎儿发育不良、缺氧、营养不良、体重较轻等现象。一旦后天营养得到大量补充，就会有高血压的倾向。因此，孕妇在怀孕期间要养成良好的健康习惯。

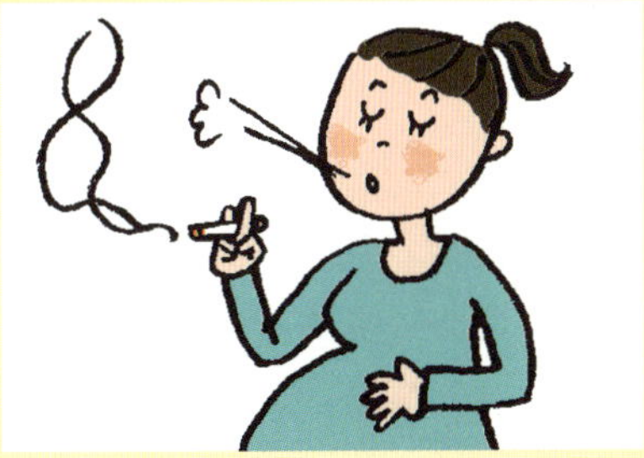

治疗

当被诊断为高血压时

◉了解患病风险，将改变生活习惯作为降压基础

高血压不可忽视

一项涉及100万人的国际性调查数据指出，一旦收缩压超过115毫米汞柱，舒张压超过75毫米汞柱，心脏病和脑卒中等心脑血管疾病的发病率就会显著上升。不仅仅是高血压患者，即使是血压处于正常水平的人群，一旦血压有所升高，其面临的心脏病和脑卒中风险也会相应增加。

所以，即使自身血压符合理想血压（见下页），也不能掉以轻心。尤其是血压偏高的人，更要时刻关注血压，并采取降压措施。

重点在于延缓血管老化

谈到降压，改变生活习惯无疑是一个核心策略。通过坚持运动，可以增强心肺功能并改善血液的末梢循环，这有助于降低血压。同时，在饮食方面作出调整，如减少脂肪、碳水化合物和盐的摄入，不仅可以限制热量的过多摄入，还能有效预防糖尿病和脂代谢异常，进而达到延缓动脉硬化的效果。

值得注意的是，高血压与动脉硬化之间存在着一种恶性循环：高血压会加速动脉硬化的进程，而动脉硬化又会进一步加剧高血压的状况。因此，从长远来看，改变生活习惯不仅仅是为了降低血压，更是为了延缓血管的老化，维护整体的身体健康。

综上所述，保持健康的生活方式对于维护身体健康具有至关重要的作用。对于高血压患者而言，通过减少钠盐摄入、坚持规律运动、保持合理膳食、控制体重、戒烟以及限制酒精摄入等措施，可以显著改善血压状况。有数据显示，只需坚持30天的生活习惯改善计划，就能使收缩压下降3～6毫米汞柱，舒张压下降2～4毫米汞柱，这充分说明了改变生活习惯在降压方面的显著效果。

相关阅读页➡P9、P10、P134

成年人血压水平分层*

单位：毫米汞柱

分类	收缩压		舒张压
正常血压	＜120	和	＜80
正常高值	120~139	和/或	80~89
高血压	≥140	和/或	≥90
1级高血压（轻度）	140~159	和/或	90~99
2级高血压（中度）	160~179	和/或	100~109
3级高血压（重度）	≥180	和/或	≥110
单纯收缩期高血压	≥140	和	<90

* 译注：当收缩压和舒张压分属于不同级别时，以较高的分级为准。表中数据参照2010年《中国高血压防治指南》（第三版）修订。

高血压患者应改变的生活习惯

减盐	●每天食盐摄入量不超过6克
营养平衡	●积极摄取蔬菜、水果和鱼类
减重	●体重指数不超过25，或腰围不超过90厘米（男性）和80厘米（女性）
运动	●每天步行30～40分钟
限酒	●每日饮酒控制在白酒50毫升以下，或啤酒300毫升以下
禁烟	●一根都不能抽
其他	●冬天要注意室内取暖，外出时要注意防寒 ●冲凉控制在5～10分钟，温水泡澡控制在38～41℃ ●预防便秘 ●不要积聚压力，保持情绪平稳，保持良好的生活作息

治疗

什么时候需要治疗

◉改变生活习惯后血压仍迟迟不降，就要服用降压药

一旦确诊为高血压，须立即接受治疗

一旦被诊断为高血压，就要在着手改变生活习惯的同时，尽早到医院接受治疗。通过医生的检查，可以查明高血压的病因，尽快进行治疗。如果延误治疗，时间一长，发生心脏病、肾病等并发症的可能性也会增高。

心血管疾病的患病风险及治疗

对疑似高血压患者，可参照下页流程图确认患者的身体状态，确诊其是否为高血压，然后根据情况开始治疗。当患者有继发性高血压或者高血压急症，甚至合并有严重并发症时，应采取必要的治疗手段，立即服用降压药。如果是原发性高血压，应根据患者脑卒中、心脏病、肾病发病风险的高低来决定采取怎样的治疗。

评估高血压患者心血管病发病风险的高低是一个综合性的过程，需要考虑患者的血压水平以及存在的心血管疾病危险因素的数量和内容。这一评估结果对于制定个性化的治疗策略至关重要。

被诊断为高危人群的患者，原则上应立即进行药物降压治疗，以降低心血管病发病的风险。对于某些特定情况，如临界高血压患者（即收缩压130~139毫米汞柱，舒张压85~89毫米汞柱）且处于高危人群，可以先尝试改变生活习惯，如坚持运动、改善饮食等，以观察是否能达到降压目标。如果生活习惯的改变未能有效降低血压，再考虑使用降压药物。对于中危和低危人群，治疗策略则相对灵活。这类患者可以先尝试改变生活习惯，如调整饮食结构、增加运动量等。如果经过一段时间的尝试后，血压仍无法得到有效控制，就应考虑药物降压治疗。

总的来说，无论患者的风险等级如何，保持良好的生活习惯都是治疗高血压的基础。

相关阅读页➡P28、P32

初诊高血压后的治疗流程

测量血压，掌握患者的病史，观察身体状况及体检结果

↓

初诊高血压

↓

评估危险因素，看有无脏器损伤及并发症

↓

改变生活习惯

- 低危人群 → 改变生活习惯，如果3个月后血压仍高于140/90毫米汞柱，就要考虑药物治疗
- 中危人群 → 改变生活习惯，如果1个月后血压仍高于140/90毫米汞柱，就要考虑药物降压治疗
- 高危人群 → 立即开始降压治疗

高血压患者心血管病风险水平分层

高血压患者发生心血管病的风险除根据血压水平判断以外，还可以通过以下危险因素进行评估。另外，如果患者患有糖尿病，则不管是否有其他危险因素，仅糖尿病这一项就可以算3个危险因素。

常见的心血管危险因素

- □年龄增大（男性>55岁，女性>65岁）
- □吸烟
- □肥胖（体重指数在25以上，尤其是腹部肥胖者）
- □代谢综合征
- □有未满50岁便患上心血管疾病的一级亲属
- □糖尿病

高血压以外的危险因素个数	正常高限 130～139/85～89 毫米汞柱	1级高血压 140～159/90～99 毫米汞柱	2级高血压 160~179/100~109 毫米汞柱	3级高血压 ≥180/110 毫米汞柱
0个	平均风险	低危	中危	高危
1～2个	中危	中危	中危	很高危
≥3个	高危	高危	高危	很高危

有关降压药的基础知识

◉高血压治疗的原则是长期坚持用药

药物只是帮助降压，并不能达到根治高血压的作用

依靠饮食和运动疗法等改变生活习惯的方法将血压降至正常者，在高血压患者中仅占两成，大多数高血压患者都是依靠高血压的最基本疗法——药物治疗。

对高血压患者来说，实施降压药治疗的目的是通过降低血压，有效预防或延迟脑卒中、心肌梗死、心力衰竭、肾功能不全等并发症的发生；有效控制高血压的疾病进程，预防高血压急症、亚急症等重症高血压的发生。降压药虽然能起到降压效果，但并不能根治高血压。有些患者通过改变生活习惯可以达到短期内停用降压药的效果，但大多数高血压患者仍须长期服用降压药。

选用降压药的注意事项

按降压药的降压原理来分，常用降压药可大致分为五类。大多数患者开始服药首选是钙通道阻滞剂或血管紧张素Ⅱ受体阻滞剂。一般情况下，医生会先让患者服用一种药，并定期监测血压。如果血压降至目标值，可持续服用此药；如果没有降到目标值，需加大此药剂量，或者补充两种或三种其他药物。如果患者服药后出现严重的不良反应，须立即停服此药，改用其他药物。

高血压患者应谨遵医嘱，按照所开处方，严格遵守服药时间和服药剂量。同时还要留意自己身体的变化，一旦有皮肤出疹或站立时头晕等不良反应应及时就医。

相关阅读页➡P46、P48、P50、P52

降压药的降压原理

扩张血管

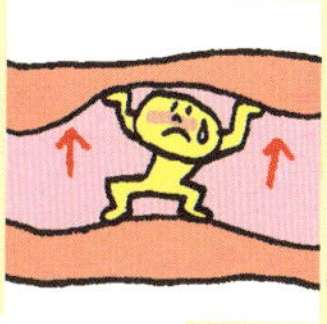

抑制血管平滑肌的收缩，直接扩张血管。

- 常用药物：钙通道阻滞剂、血管紧张素Ⅱ受体阻滞剂

减少整体血液量

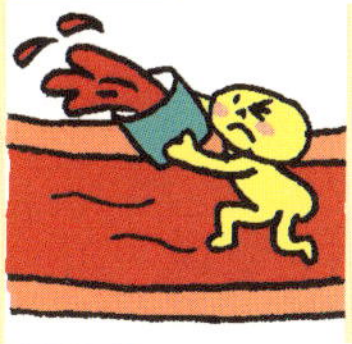

增加血液中钠和水的排出，减少血容量。

- 常用药物：利尿剂、血管紧张素Ⅱ受体阻滞剂

抑制有升压作用的交感神经的活性

- 常用药物：交感神经抑制剂（α受体阻滞剂、β受体阻滞剂）

常用降压药

- 钙通道阻滞剂
- 血管紧张素转换酶抑制剂
- 血管紧张素受体拮抗剂
- 血管紧张素受体脑啡呔抑制剂
- 利尿剂
- β受体阻滞剂

降压药的联合应用

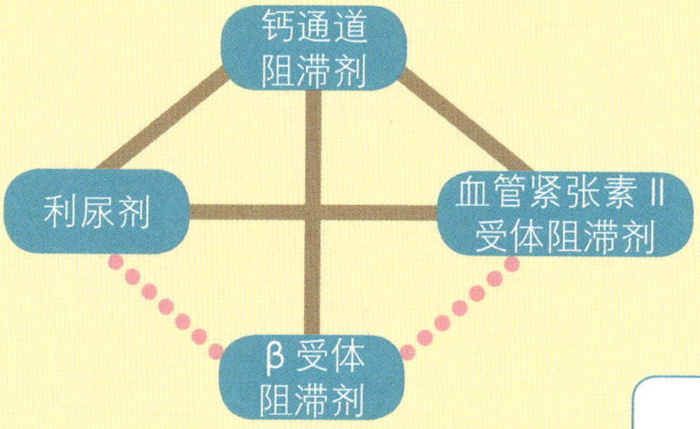

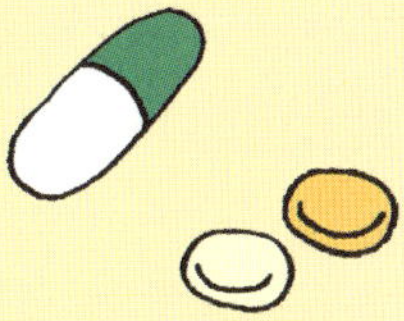

注：“▬▬”表示经大规模临床试验认定的具有治疗效果的药物组合。

治疗

治疗高血压的常用药①

◉血管紧张素转换酶抑制剂和血管紧张素Ⅱ受体阻滞剂

血管紧张素转换酶抑制剂应慎用

血管紧张素转换酶抑制剂和血管紧张素Ⅱ受体阻滞剂都被称为肾素–血管紧张素–醛固酮系统抑制剂，它们都是着眼于血压上升机制，能够阻止血压上升的药物。

其中较早开发、使用的是血管紧张素转换酶抑制剂。血管紧张素转换酶抑制剂可抑制血管紧张素转换酶的活性，从而减少血管紧张素Ⅱ的生成。血管紧张素Ⅱ是促进血管收缩，导致血压上升的物质，当它的生成减少时，血压就会随之下降。

近年来，血管紧张素转换酶抑制剂由于干咳等副作用，已渐渐被血管紧张素Ⅱ受体阻滞剂所代替。另外，研究显示，服用血管紧张素转换酶抑制剂容易导致胎儿畸形，因此，孕妇应禁用此药。

更有效的血管紧张素Ⅱ受体阻滞剂

血管紧张素Ⅱ受体阻滞剂是通过选择性阻断血管紧张素受体，从而阻断血管紧张素Ⅱ收缩血管、升高血压、促进醛固酮分泌、使水钠潴留等作用。血管紧张素Ⅱ受体阻滞剂不仅在降压方面优于血管紧张素转换酶抑制剂，更因其有改善胰岛素抵抗从而降低糖尿病的患病概率以及能够预防心力衰竭、改善蛋白尿等作用，现在不仅将其作为降压药，更有望将其作为预防动脉硬化的药物加以使用。血管紧张素Ⅱ受体阻滞剂没有干咳、面部潮红和头痛等其他降压药物常见的副作用。

与血管紧张素转换酶抑制剂相同，服用血管紧张素Ⅱ受体阻滞剂也有导致胎儿畸形的可能，因此孕妇应禁用此药。

相关阅读页➡P44

肾素-血管紧张素-醛固酮系统是怎样升血压的

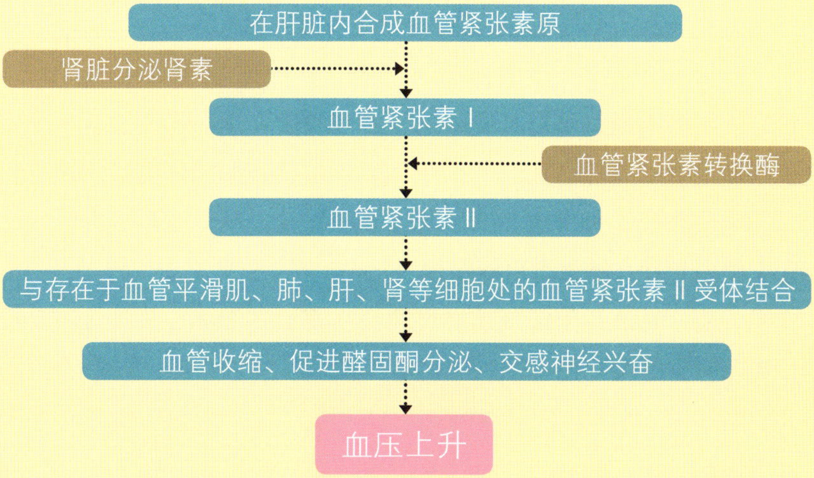

血管紧张素Ⅱ受体阻滞剂、血管紧张素转换酶抑制剂的常用药及不良反应

血管紧张素Ⅱ受体阻滞剂

氯沙坦、坎地沙坦、缬沙坦

主要不良反应 与其他降压药相比，此类药物不良反应较小，但孕妇及哺乳期妇女、肾动脉狭窄患者禁用此药。

血管紧张素转换酶抑制剂

卡托普利、依那普利

主要不良反应 20%～30%的患者会出现干咳现象。其他可能出现的症状有皮疹、味觉异常、蛋白尿、高钾血症、血管神经性水肿等。孕妇及哺乳期的妇女、患有血管神经性水肿、高钾血症者、肾动脉狭窄者禁用此药。

治疗

治疗高血压的常用药②

◉钙通道阻滞剂与利尿剂

钙通道阻滞剂

钙通道阻滞剂通过抑制具有收缩血管平滑肌作用的钙离子进入细胞内，防止血管平滑肌的收缩来保持血管的扩张状态，最终使血压降低。钙通道阻滞剂在临床上应用时间较长，种类也多，因其保障了血液顺利输送到各个脏器，所以患有脏器损害的患者和高龄患者也能使用。

但是，服用钙通道阻滞剂后有可能会出现面部潮红、头痛等不良反应，一旦出现，应及时与医生取得联系。

利尿剂

利尿剂主要是促进肾脏排出体内的钠盐和水分，使得整体血容量减少，血压下降。

常见的利尿剂有三种类型，作为降压药使用最多的是噻嗪类利尿剂。袢利尿剂主要用于有肾功能低下和充血性心力衰竭等并发症的患者。保钾利尿剂主要用于由于肾性高血压或原发性醛固酮增多症而有低钾血症风险的患者。

利尿剂价格便宜，从降压效果来说，利尿剂与钙通道阻滞剂没有太大差别，但使用利尿剂会有导致尿酸升高从而加重糖尿病的风险。除了保钾利尿剂以外，其他两种利尿剂还有引起低钾血症的风险。

另外，将血管紧张素Ⅱ受体阻滞剂与少量噻嗪类利尿剂合用，在治疗顽固性高血压方面颇有成效。

相关阅读页➡P44、P81

钙通道阻滞剂是怎样降血压的

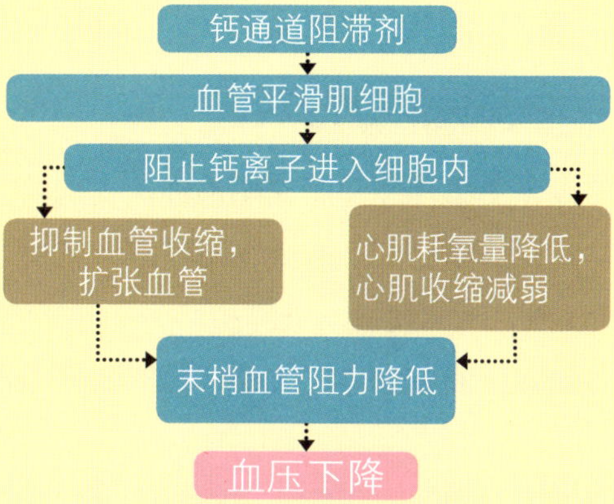

二氢吡啶类

氨氯地平、硝苯地平、贝尼地平

非二氢吡啶类

地尔硫䓬

主要不良反应 颜面潮红、头痛、牙龈肿胀、下肢水肿、便秘、皮疹等。心力衰竭患者禁用非二氢吡啶类钙通道阻滞剂。

利尿剂是怎样降血压的

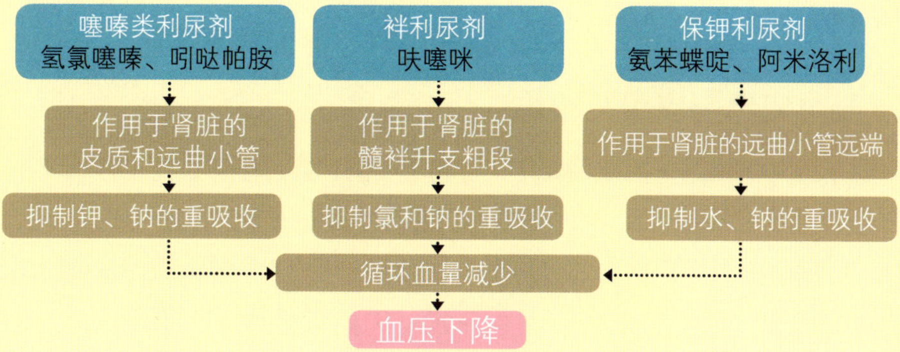

主要不良反应 除保钾利尿剂之外，其他两种利尿剂都有可能引起以肌无力或肌肉疼痛、疲劳等为主要表现的低钾血症。另外，要注意血液中的水分减少会导致血黏稠度的上升，进而引起脑血栓的发生。噻嗪类利尿剂不能用于痛风和低钾血症患者，孕妇及糖耐量减低患者也要慎用。

治疗

治疗高血压的常用药③

◉ α受体阻滞剂和β受体阻滞剂

从“入口处”（受体）阻止交感神经的过度活跃

心脏和血管的活动都是由自主神经（交感神经和副交感神经）支配的，交感神经一旦过度活跃，血压就会上升。α受体阻滞剂和β受体阻滞剂各自通过与受体竞争性结合，阻断了神经对受体的刺激，从而使血压下降。

交感神经的受体大致分为两类：α受体和β受体。α受体阻滞剂作用于α受体，β受体阻滞剂作用于β受体。

α受体受到交感神经的刺激，最终成为导致血管收缩、血压上升的导火索。因此，如果α受体阻滞剂能抑制神经对α受体与其他物质的刺激作用，血管就不会收缩而是扩张，血压也得以下降。

β受体受到刺激可使心率加快、心肌收缩力增强，同时大量分泌可促进血压上升的激素——肾素，最终导致血压升高。所以，利用β受体阻滞剂来抑制神经对β受体与其他物质的刺激作用，就可以减慢心率，减弱心肌收缩力，减少肾脏分泌肾素的量，使血压下降。

β受体阻滞剂应用范围广

β受体阻滞剂适用范围较广，可用于交感神经过于活跃的年轻患者，也可用于心绞痛或心肌梗死后，脉搏过快和高肾素性高血压等患者。

此外，β受体阻滞剂还可用于手术前的血压控制和早上血压偏高的患者。近年来，可同时作用于α受体和β受体的α-β受体阻滞剂对患有重度心力衰竭的高血压患者的疗效得到了临床认可，α-β受体阻滞剂因此备受瞩目。

相关阅读页➡P56

α受体阻滞剂和β受体阻滞剂是怎样降血压的

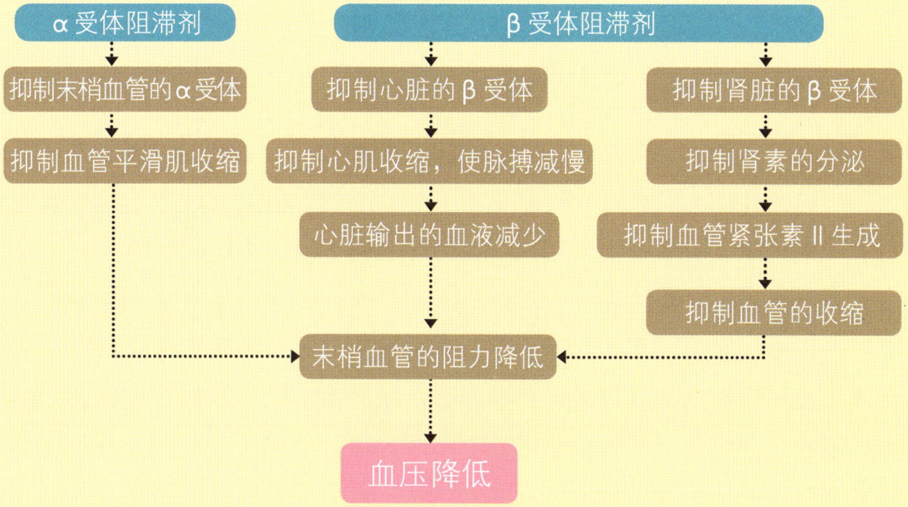

抑制交感神经的降压药

α受体阻滞剂

多沙唑嗪、布那唑嗪

主要不良反应 易发生体位性低血压。

β受体阻滞剂

阿替洛尔、醋丁洛尔

α-β受体阻滞剂

卡维地洛、氨磺洛尔

主要不良反应 易出现脉搏迟缓、支气管哮喘、腹泻、恶心、四肢冰冷、失眠等。不能用于哮喘或心动过慢者，糖耐量减低、慢性阻塞性肺病、末梢动脉疾病者须慎用。

抑制交感神经的药物除上述几种外，还有甲基多巴片和利血平等，直接作用于交感神经的中枢和末梢以抑制其活性，但因不良反应问题近年来已较少使用。

治疗

高血压的最新诊疗理念

◉为高血压患者量身定做治疗方案成为发展趋势

以循证医学为基础来诊治高血压

目前，多数国家都将理想的血压值规定在收缩压＜120毫米汞柱，舒张压＜80毫米汞柱这个标准。这是通过对血压水平与心血管疾病发病风险之间的依存关系进行大规模临床试验后得出的结论。也借此表明了成年人不管年龄大小，只要血压一升高，患病风险就会增加的血压分界点。

近年来，对高血压的诊治不再是单纯地依靠医生的临床经验和判断，而是更加注重以循证医学为基础来选择药物和治疗方案。循证医学是指慎重、准确和明智地应用目前可获取的最佳研究证据，同时结合临床医生个人的专业技能和长期临床经验，考虑患者的价值观和意愿，完美地将三者结合在一起，制定出具体的治疗方案。循证医学起源于美国，主要重视临床疗效和患者的人身权利，近年来成为医学界主流的治疗观念。因此，循证医学也深刻改变了高血压治疗的局面。

量身定做的第一步是根据风险高低来确定治疗方案

随着医学的发展，新的降压药和新的治疗方法也在不断更新。但不管怎样，最有效的方法还是“量身定做”治疗方案。

所谓“量身定做”治疗方案，是指充分考虑患者个人的病情差异后，制定出适合每个患者病情和生活方式的疗法。在高血压治疗方面，现在虽然在遗传基因与高血压病情轻重的关系，以及年龄大小与高血压病情轻重的关系等方面没有显著的医学证据，但通过并发症或根据心血管疾病发病率的危险因子高低而设定的“风险层”疗法已开始逐步实施。目前此疗法在高血压的全面治疗上仍不太成熟，只是在对高龄者、吸烟者、肥胖者的治疗上有所体现，其他方面尚有待于今后的进一步发展。

相关阅读页➡P44

治疗高血压的新药

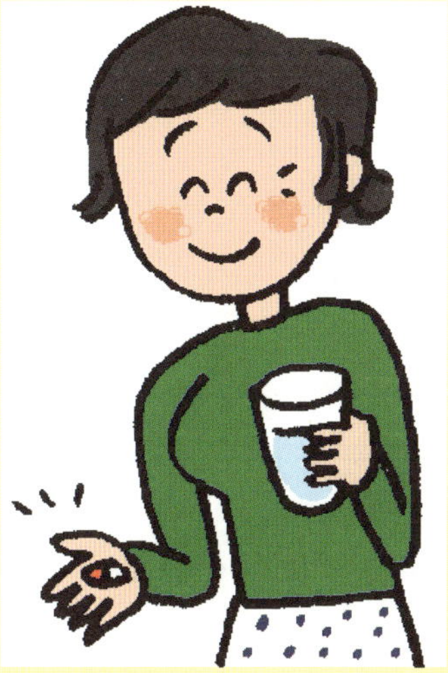

随着医药产品的飞速发展，每年都会开发出许多新药，比如通过抑制肾素的生成使血压下降的新药阿利克仑，在降压治疗方面具有很好的安全性和有效性，不良反应少，而且药效可以持续24小时以上，每天只需服用一次即可。

对于同时服用两种或三种降压药的高血压患者来说，目前市面上已经出现了利尿剂和血管紧张素Ⅱ受体阻滞剂等不同种类的合成降压药，以及降压药和调脂药的合剂等，为高血压患者提供了方便。

发展中的“量身定做”疗法

接受诊断及各项身体检查

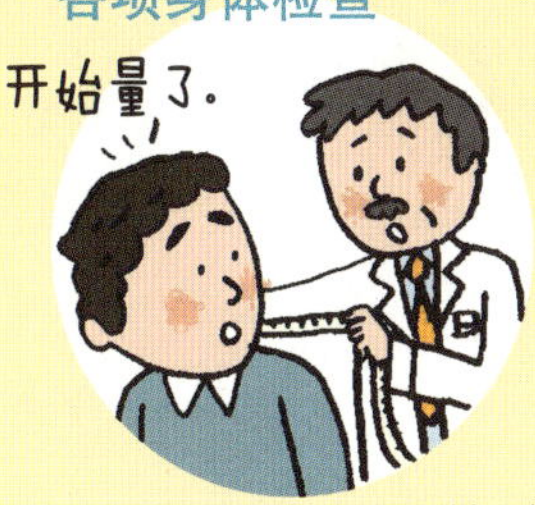

测量血压，检查有无并发症以及生活习惯、遗传基因等对血压的影响。

给出治疗方案

所谓治疗方案，是指降压目标、用药的种类和用法用量、急需改变的生活方式等综合计划。

开始长期治疗，定期审核治疗方案

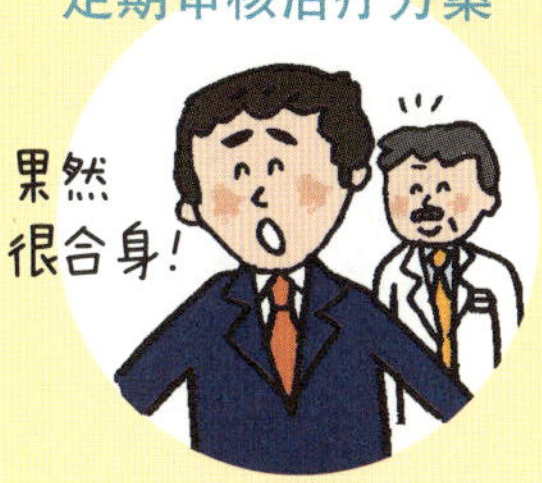

找到适合自己的治疗方案，在确保降压效果的同时，生活质量也不会太低。

高血压合并脑血管病的治疗

◉脑卒中急性期及稳定期需控制好血压

脑出血后血压容易升高

脑卒中主要分为脑出血和脑梗死两种。脑出血是由于血压升高导致的脑血管破裂。脑出血后，由于血肿和肿块容易导致颅内压升高和头痛，多数患者血压会升高至180/110毫米汞柱。此时若进行强制性的急剧降压，有可能引起病灶周围的血流量增多而病灶本身的血流量减少，故需谨慎地使用降压药。

脑梗死由于较少引起血压显著升高，所以通常不使用降压药。

脑卒中患者降压需谨慎

众所周知，但凡有一次脑卒中发生，再度发生的概率就会很高。

脑卒中再度发生的原因大多是高血压，所以脑卒中后平复下来的稳定期内，最重要的是进行康复锻炼和对高血压的控制。

在实际治疗中，医生会根据患者的症状和病情进行观察分析后制订出具体的降压目标。对于一般脑卒中后患者，应进行积极的常规降压治疗，但对老年尤其是高龄患者、双侧颈动脉或颅内动脉严重狭窄患者、严重体位性低血压患者降压治疗应谨慎。降压药从小剂量开始，密切观察血压水平，同时注意观察患者有没有头晕目眩、站立不稳、全身无力或乏力、精神不振等脑供血不足的症状，根据患者耐受性调整降压药及其剂量。这也是为了防止急剧降压而导致新的脑梗死发生。通常使用的降压药有钙通道阻滞剂、血管紧张素Ⅱ受体阻滞剂和利尿剂等。

相关阅读页➡P16

高血压合并脑血管病的降压目标

超急性期（发病后3小时内）	急性期（发病后1～2周内）	慢性期（发病后1个月内）
脑出血降压对象 收缩压在220毫米汞柱以上 或 舒张压在120毫米汞柱以上 降压目标 180/105毫米汞柱以下 脑梗死降压对象 收缩压在180毫米汞柱以上 或 舒张压在100毫米汞柱以上 降压目标 160/90毫米汞柱以下	脑出血 降压目标 治疗前血压值的80% 脑梗死 降压目标 治疗前血压值的 85%～90%	降压目标 <140/90毫米汞柱 （脑出血或者病灶较小的腔隙性脑梗死则需降得更低）

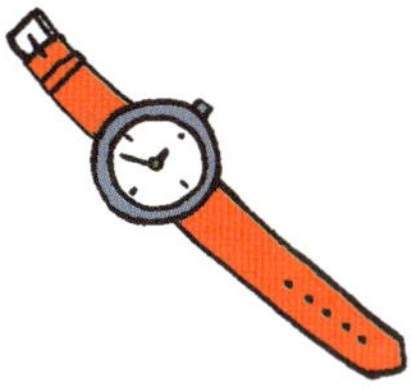

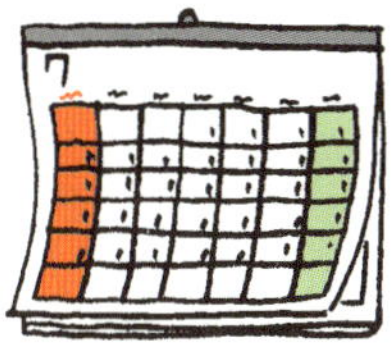

在脑卒中前无明显表现的高血压如何治疗

常见的脑血管疾病中，有一种是腔隙性脑梗死，梗死面积较小，可引起身体局部麻痹或语言障碍。还有一种是几乎感觉不到明显症状的脑梗死，如无症状性脑梗死、无症状性脑出血（微小出血）、无症状性颈动脉狭窄、未破裂脑动脉瘤等。这些疾病在脑卒中发生前一般无明显的高血压表现，所以很难及时治疗。

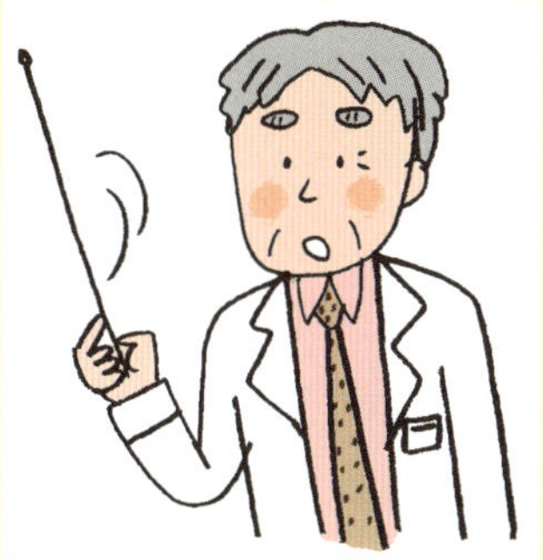

对于未破裂脑动脉瘤，一旦发现可采取手术治疗或保守治疗。如果采取保守治疗，必须进行严格的降压治疗，以防高血压的恶化而导致肿瘤破裂。

治疗

高血压合并冠心病的治疗

◉合并心血管病的高血压患者，降压治疗很重要

改善血管阻塞状况，防止复发

心绞痛和心肌梗死等冠状动脉硬化性疾病，多是由于将血液输送至心脏的冠状动脉变窄、阻塞所致。这两种疾病无论哪一种都有反复发生的危险，所以一旦症状加重，应及时治疗。

首先要改善冠状动脉的阻塞状况，如果血管阻塞严重，可考虑通过手术将阻塞的血管进行扩张如冠状动脉支架手术，或通过移植血管建立一条血管通路如冠状动脉搭桥手术等。

为了防止症状恶化和复发，最重要的是要消除致病的危险因子，通过药物来扩张血管或将阻塞血管的血栓溶解，使其不再形成新的血栓，这样在维持血流通畅的同时，血压得以下降，心脏负担也会减轻。

对合并有心脏疾病的高血压患者来说，血压管理非常重要，心肌梗死患者的降压目标一般控制在收缩压不超过130毫米汞柱，舒张压不超过80毫米汞柱，这个标准比一般的高血压患者要低。

冠心病急性期后可采用降压药治疗

在冠心病的急性期，应用硝酸甘油等血管扩张药或血栓溶解药，但在之后的改善症状及预防复发等阶段，则主要使用降压药中的β受体阻滞剂、钙通道阻滞剂（仅限长效制剂）或血管紧张素Ⅱ受体阻滞剂等。血管紧张素Ⅱ受体阻滞剂能够防止心肌梗死后极易引起的左心室扩张和心肌肥大，可降低心力衰竭的程度和猝死的发生。

另外，具有调脂作用的他汀类药物对冠心病的预防也有一定疗效，临床上多与之合用。

相关阅读页➡P14、P46、P48、P50

冠状动脉硬化性疾病的主要危险因素

- □ 家族史（尤其是近亲中有55岁以前发病者）
- □ 性别。一般情况下，男性冠心病发病率高于女性。但女性在绝经期后发病率明显上升，60岁以后女性发病率大于男性
- □ 年龄。死亡率常随着年龄的增长而增加
- □ 脂代谢异常（尤其是高低密度脂蛋白血症）
- □ 吸烟（是冠心病的主要危险因素）
- □ 糖尿病
- □ 肥胖
- □ 运动不足
- □ 饮酒

在这些危险因素中，虽然有些是人力所不能改变的，但多数危险因素与患者的生活方式有关，只要加以注意，就可以避免冠心病的发生。

冠心病患者该如何降血压

降压目标

收缩压不能超过130毫米汞柱，舒张压不能超过80毫米汞柱。另外，使用降压药时需慎重，由小剂量开始慢慢增加药量。

生活方式

生活方式方面的改善对脂代谢异常者来说十分重要，要注重饮食和运动疗法。

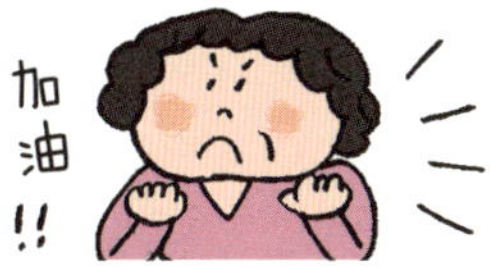

心绞痛的降压治疗

冠状动脉狭窄

β受体阻滞剂、长效钙通道阻滞剂

冠状动脉痉挛

长效钙通道阻滞剂

降压无显著疗效时

增加血管紧张素Ⅱ受体阻滞剂

心肌梗死后的降压治疗

整体来说

肾素–血管紧张素–醛固酮系统抑制剂、β受体阻滞剂

心功能低下患者

α、β受体阻滞剂

降压无显著疗效时

长效钙通道阻滞剂

治疗

高血压合并心功能低下的治疗

◉出现心力衰竭、心脏肥大、房颤时，要注意降压

心功能低下时易发生的疾病

当出现心力衰竭时，负责往身体各处输送血液的心脏的泵血功能下降，导致血流量减少和血液滞留，进而引起心脏功能低下。引起心力衰竭的病因很多，其中之一便是高血压引起的心脏肥大。一般来说，心脏肥大是指心肌肥厚或心脏扩大。

另外，心脏负担过重会引起房室传导阻滞等心律不齐，进而影响血液循环，导致左心房内容易形成血栓，血栓脱落会引起脑部血管的阻塞而最终导致脑栓塞。因此，一旦出现心律不齐，应及时应用抑制血栓形成的药物及增强心脏功能的药物。

治疗时应联用降压药

除高血压外，如果还有心力衰竭等心功能低下的表现，应优先治疗引发心功能低下的原发病。但是高血压会使心力衰竭的情况恶化，而血压的改善也会使心功能有所好转。因此，在治疗心脏病的过程中，除了应用扩张冠状动脉的药物和利尿剂外，还应联用降压药。

常用的降压药有血管紧张素Ⅱ受体阻滞剂、血管紧张素转换酶抑制剂以及长效钙通道阻滞剂，β受体阻滞剂也被证实对心力衰竭有一定的疗效。由于血管紧张素Ⅱ受体阻滞剂和血管紧张素转换酶抑制剂的降压效果太过显著，且β受体阻滞剂有抑制心肌收缩的作用，因此，在治疗过程中用药应从小剂量开始，同时观察有无副作用，再慢慢增加剂量。

相关阅读页→P14、P46

心力衰竭、心脏肥大、房颤的病因及表现

心力衰竭

病因　心内膜炎、心脏瓣膜病、高血压、心肌炎、心包炎。

表现　右心衰竭导致静脉压升高，引起水肿、肝肿大。

心脏肥大

病因　高血压、心脏结构异常（心脏瓣膜病、室中隔缺损等）、长期剧烈运动引发的心脏病等。

表现　因高血压引起的心脏肥大，在发病初期呼吸困难、心悸等不明显，随着病情的加重，会出现心力衰竭的症状。

房颤

病因　脂代谢异常、甲状腺功能亢进、肺动脉栓塞、高血压等。

表现　心悸、眩晕、胸痛、气短等。

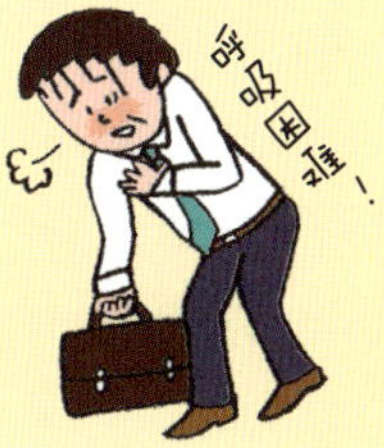

心力衰竭、心脏肥大、房颤的降压治疗

降压目标

与一般高血压的降压目标相同，为收缩压小于130毫米汞柱，舒张压小于80毫米汞柱。

房颤的降压治疗

预防用药：肾素–血管紧张素–醛固酮系统抑制剂。

慢性房颤：β受体阻滞剂、洋地黄、非二氢吡啶类钙通道阻滞剂等。

心脏肥大的降压治疗

常用肾素–血管紧张素–醛固酮系统抑制剂或者长效钙通道阻滞剂。

心力衰竭的降压治疗

联合应用肾素–血管紧张素–醛固酮系统抑制剂、β受体阻滞剂和利尿剂。如果是收缩性心力衰竭，前两种药开始时要小剂量使用，然后再谨慎增加药量。如果是舒张性心力衰竭，则使用血管紧张素Ⅱ受体阻滞剂。

症状严重时　联用醛固酮阻滞剂。

降压不足时　联用长效钙通道阻滞剂。

治疗

高血压合并肾病的治疗

◉缓慢降压，定期检查肾功能

预防慢性肾病及其并发症

高血压和肾病两者容易形成恶性循环，而且任何一方发病都会导致另一方发病或恶化。所以它们在治疗时必须同步进行。近年来，高血压引起的慢性肾病得到了人们的关注，在治疗上也给予了重视。

慢性肾病贵在早期发现，早期治疗。这样一方面可以防止出现肾衰竭，另一方面可以防止肾功能低下引起心血管疾病。此外，也要注重糖尿病性肾病和肾硬化症等疾病的治疗。

缓慢降压，定期检查肾功能

慢性肾病的治疗常常通过限制盐、蛋白质以及钾的摄入等生活方式的改变来减少致病因素，以及治疗糖尿病、高血压等原发病。

高血压伴慢性肾病患者，饮食及血压控制最为重要。严格控制高血压，是延缓肾病发展，预防心血管事件发生的关键。治疗高血压的药物主要有血管紧张素转换酶抑制剂和血管紧张素Ⅱ受体阻滞剂。这两种药物可以抑制肾素的分泌，从而起到降低血压、保护肾脏的作用。如果应用这两种药物后血压没有明显下降，可以联合应用利尿剂、长效钙通道阻滞剂以及中草药。

需要注意的是，服用降压药可能会导致肾功能一时低下，所以用药应从小剂量开始，并定期检查肾功能。

相关阅读页➡P18、P46

慢性肾病的危险因素

- □ 高龄
- □ 男性
- □ 有肾病家族史
- □ 有心脏病及肾病史
- □ 食盐过多
- □ 肥胖
- □ 吸烟
- □ 运动不足
- □ 高蛋白饮食
- □ 高钾血症
- □ 糖尿病
- □ 高血压
- □ 脂代谢异常

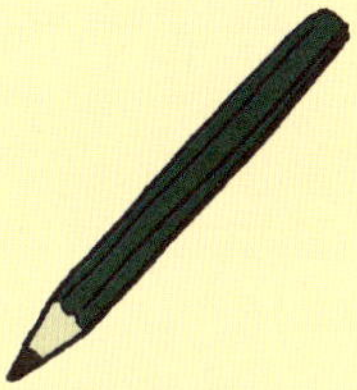

慢性肾病的定义

慢性肾病是指肾脏功能长期出现异常的一组病症。根据表示肾功能状态的肾小球滤过率数值，将其分为5个阶段。一般情况下，有以下任一表现并持续3个月以上即可诊断为慢性肾病。

1. 有肾结构异常或肾功能障碍。
2. 肾小球滤过率＜60毫升/（1分钟・1.73平方米）。

合并慢性肾病时的高血压治疗

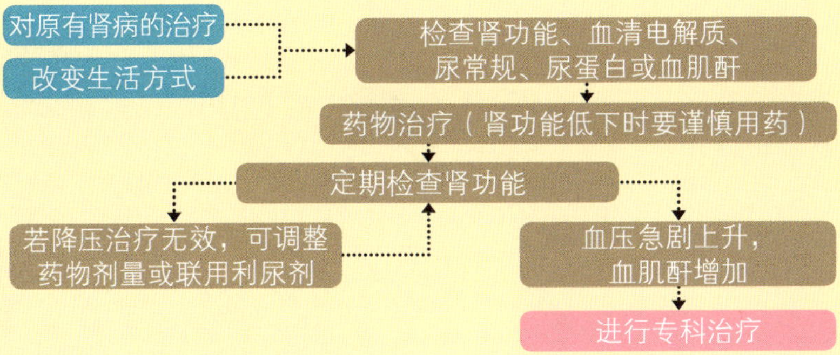

降压目标 收缩压不超过130毫米汞柱，舒张压不超过80毫米汞柱。当尿蛋白达到每天1克以上时，则收缩压不能超过125毫米汞柱，舒张压不能超过75毫米汞柱。

专栏

高血压患者如何就医

在体检时，一旦查出血压偏高，应及早到医院专科就诊。如果血压不是非常高，不一定非要到大医院去，可选择离家较近的医院进行诊治。

即使不需要立即开始药物治疗，也应该意识到控制血压是一项长期任务。同时最好找一位固定的医生就诊，这样他（她）可以掌握你长期的血压和病情变化，以便更好地控制血压。

就诊时，除带上病历外，如果有以往的检查报告也一并带上。另外，如有药物过敏史及身体异常情况，应向医生讲明。正在用药的患者，应告诉医生所服药物名称，或将所服药物的包装盒（瓶）给医生过目。

如果对医生所讲有不明白的地方，可以当面向医生提问，直到明白、理解为止。

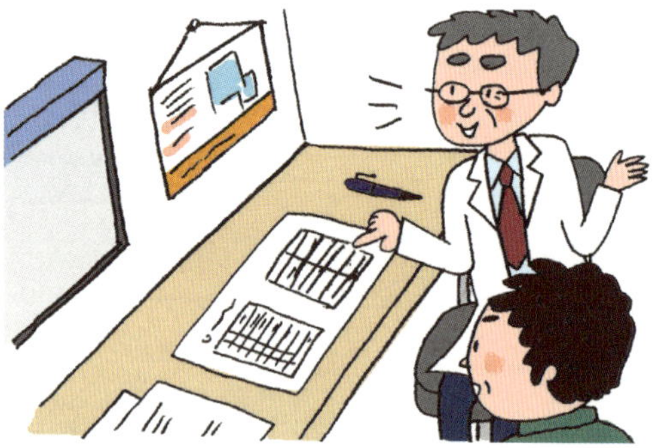

第2章

轻松降压的饮食法

饮食与高血压的关系密不可分。在平时的生活中，减少盐分的摄入，养成细嚼慢咽的饮食习惯，注意调整饮食结构，尽量避免脂肪和热量超标等，都有利于高血压的防治。

盐的摄入每天不超过6克

◉掌握一天内盐的摄入量标准，逐步调整饮食以达标

钠与血压的关系极为密切

与血压关系最密切的元素莫过于钠。钠和钾共同负责调节心脏和全身肌肉的收缩、舒张以及细胞的渗透压。

一般来说，人体正常运转时可有效控制体内钠的含量，使血液中钠的含量保持正常。因此，当摄取的钠过多时，钠会和水以及钾一起作为尿液排出体外。但肾脏的能力有限，超过限度的部分钠就会残留在血液中。

血液中的钠一旦变多，血液就会从细胞液中吸收水分，其结果是血液量增加，血压上升。如果此种状态长期持续下去，就会发展为慢性高血压，导致动脉硬化，并成为脑出血、心肌梗死等病症的主要病因。

反之，如果体内钠快速减少，会导致脱水，血压急剧降低，甚至出现休克状态，严重者可能致死。

先以每天10克为目标，逐步减少盐的摄入

从上文可知，保持体内钠的含量适度是非常重要的。

建议每人每天盐的摄入量不超过6克，尤其是高血压患者，更应限制盐的摄入量。但是，有些患者由于平时口味偏重，如果突然把盐的摄入量降下来，可能会因受不了淡而无味的饮食而放弃饮食疗法。另外，强行进行减盐还有可能使人愈发想吃重口味的东西，结果反而比平时摄入的盐更高了。因此，减盐需要一个过程，应逐步减量，先以每天10克为减盐目标，让自己慢慢适应清淡口味的饮食。

相关阅读页➡P104

每天吃多少盐合适

新指南建议盐的摄入量标准为每天不超过5克

2013年1月31日，世界卫生组织发布了膳食盐及钾摄入新指南。对膳食中钠及盐、钾的摄入值重新给出建议。

根据世界卫生组织发布的新指南，成年人每天摄入钠应不超过2000毫克，即食盐摄入量不超过5克。而根据世界卫生组织之前发布的指南，建议成年人每天盐的摄入以不超过6克为宜（目前大多数国家仍沿用此标准）。在发布此次膳食新指南的同时，世界卫生组织还指出，钠摄入过量或钾摄入不足的人群，高血压患病率会增加，这也会增加心脏病及脑卒中的患病风险。

关于2岁以上儿童的盐摄入量，世界卫生组织强烈建议减少儿童钠的摄入，以达到控制儿童高血压的目的。与成年人每日最多摄入2000毫克钠相比，儿童的摄入量应充分考虑到其自身的能量需求，以成年人摄入量为基准，进行适当下调。

先以每天10克为目标，慢慢适应清淡口味的饮食

如果一开始就以每天6克为减盐目标的话，有些人会因此而产生压力最后草草放弃，所以可以先将目标设定为每天10克。然后从早中晚三餐中的一餐做起，将其中一道菜做成清淡口味，再慢慢增加清淡饮食在三餐中的分量，最终达到一天的盐摄入量不超过6克这个目标。大多数高血压的病因与饮食口味偏重有关。因此，要达到降压目的，控制盐的摄入量是至关重要的。

食盐和钠的换算

在日常生活中可以看到，很多加工品在原材料表中没有注明“盐”或“食盐”，但多会注明“钠”的含量。将钠的含量乘以2.5，就约为盐的含量。

1克食盐中钠的含量约为394毫克

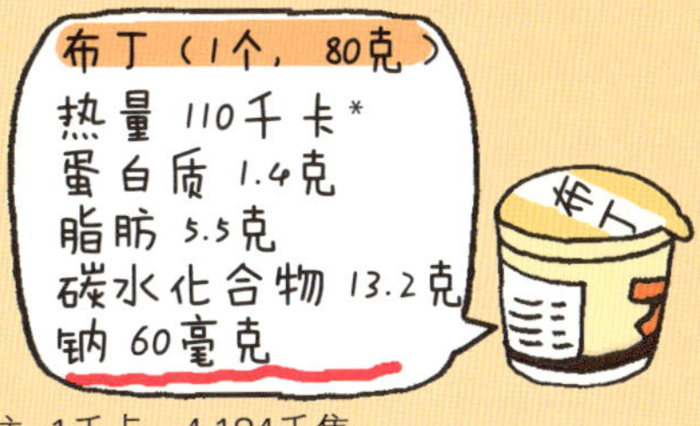

*注：1千卡＝4.184千焦。

降低盐分摄入的技巧

◉少吃加工食品及腌制食品

盐的摄入有七成是从调料中来

据统计，大多数人每天摄入的盐均超标，这与人们的饮食文化及使用酱油等传统调料的烹饪习惯有关。

调查显示，盐的摄入约有七成是从调料中来，另外三成是鱼贝类加工品、腌制菜等。所谓调料，不单指我们通常所说的盐，还有味精、鸡精、酱油等，这些调料中盐的含量也不少。

降低盐分摄入的技巧

由于盐有助于食物的保存，所以加工食品里多含有盐。另外，盐可佐味从而使食物变得更加美味，所以在餐馆内的饮食和外卖食物中含盐较多。特别是一些炖煮类的食物中更是少不了大量盐。因此在吃此类食物时，为了减少盐的摄入，尽量不喝汤汁。

要想轻松降低盐的摄入，首先，要少吃含盐多的食物，比如尽量不吃鱼贝类、鱼肉加工食品和腌制食品，尽量选择生鱼等食材自己烹煮，以便掌控食盐的分量等。其次，要在调料的使用上动动脑筋。比如多利用葱、姜、蒜等经过食用油爆香后所产生的油香味进行烹调；多用白醋、柠檬、番茄等酸味食物或者当归、肉桂、五香粉、花椒等中药材与香辛料调味，这样既能刺激人的味觉，又能弥补咸味的不足。最后，运用一些烹调技巧。可以采用保持食物原味的烹调方法，如蒸、炖等。另外，在烹调菜肴时，尽量选择在出锅前放盐。这样可以趁盐还未渗入菜肴中，迅速让舌头感觉到咸味，达到满意的口感，从而减少盐的真正摄入量。

相关阅读页➡P12

小心不知不觉间摄入过量的盐

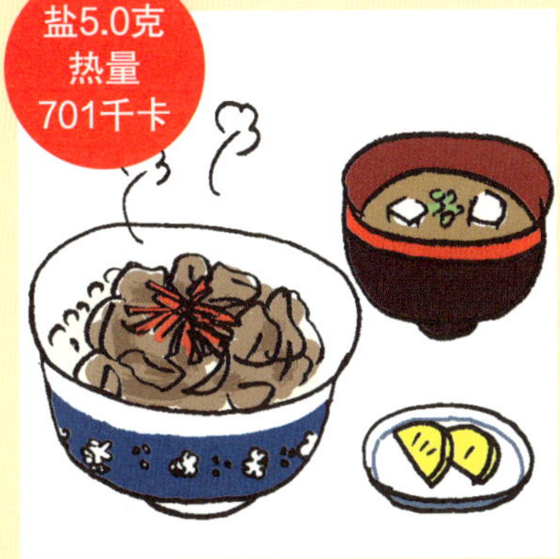

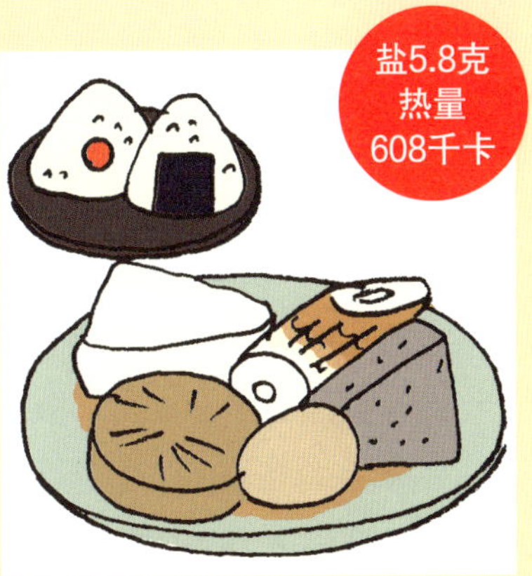

经常在餐馆进食或吃外卖食物，就会在不知不觉间摄取过量的盐。有时甚至一餐便摄取了一天盐摄入量的一半，因此要加以控制。

含盐较多的食物

食物	热量（千卡）	盐（克）
面包（1个）	158	0.8
面包圈（1个）	257	1.0
鱼肉山芋饼（1个）	94	1.5
鱼糕（2块）	24	0.6
炸胡萝卜（1个）鱼肉饼	44	0.6
明太鱼子（1/2个）	38	1.7
火腿（1片）	29	0.4
培根（1片）	73	0.4
梅干（1个）	3	2.2

发酵食品和盐

发酵食品里含有与发酵有关的微生物。其中具有代表性的乳酸菌主要在肠道内活动，有助于预防便秘和某些慢性病，对高血压的改善作用也受到人们的关注。

但是高血压患者要尽量避免摄取含盐过多的发酵食物如酱油、泡菜、豆豉等。如果需要摄取发酵食品，尽量选择如酸奶一类含盐较少的发酵食品。

注意隐藏在面汤里的盐

◉面汤里含有比我们想象中多得多的盐分

面类的汤汁和面条中含有大量盐

一向为人们所喜爱的面食也是需要特别注意的高盐食物。

人们在吃面条时常常喜欢把汤一起喝掉，其实面条的汤汁里含有较高的盐。若将汤汁全部喝净，相当于摄取了超过一天标准盐的摄入量。

另外，大多数面类是经由在小麦里加入盐后加工而成的。所以，在食用面类时，尽量选择未经加盐进行加工的面食。

为了使方便面更好地保存，往往在面条中加入大量盐，所以方便面的含盐量很高。如果用热水煮，可以去除方便面中八成的盐。因此，在食用方便面时，可用大量热水将其充分煮开。煮的次数越多，盐随开水流出的量也越多。

为什么越是滚烫的面汤越不容易分辨出盐的浓淡

一般来说，人们常常喜欢在食物中多加点盐来增加口感。实际上，食物的温度对食物的咸淡也有一定的影响。

一般情况下，当汤汁热腾腾的时候，不容易察觉出盐的浓淡，只有等汤凉了，盐的浓淡才分明起来。因此，要做到健康减盐，就必须知道这些盐味浓淡变化的特点，适量减少汤汁，调整温度，在食用方面多动脑筋。

另外，盐过不过量，可以凭借进食后的喉咙干渴度来判断。如果喉咙干渴想喝水，下次就必须注意调整。

相关阅读页➡P64

吃汤汁类食物和面食时

吃外卖或在餐馆进食时不要喝完汤汁

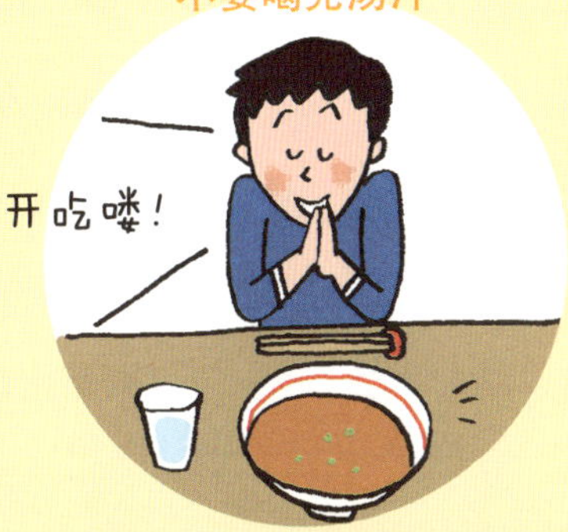

外卖和餐馆的食物汤汁里含盐量较高，所以要尽量少喝。

尽量做成凉面食用

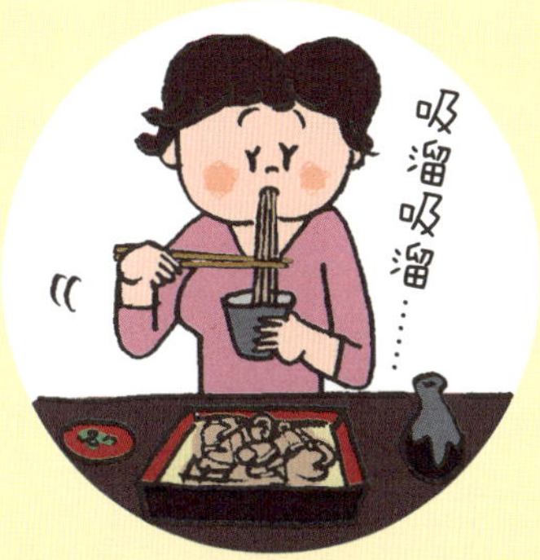

凉面一般是面和汤汁分开，吃时自己盛取，比较容易控制盐的摄入。

下面时尽量多放辅料

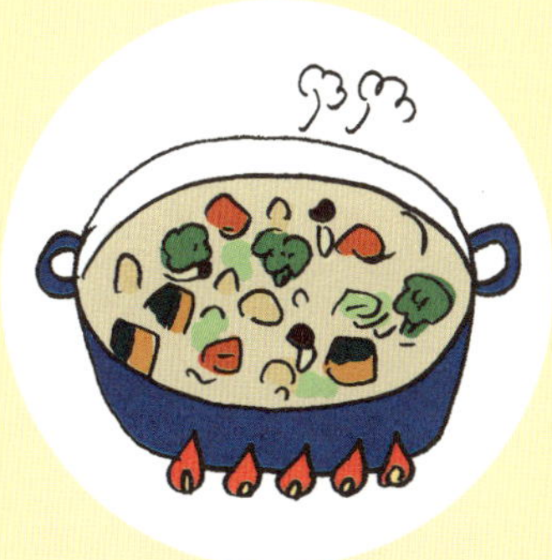

汤汁尽量做得清淡些。可以多放一些辅料如葱、紫菜、萝卜泥等帮助调味。一来可以防止盐的摄入过多。二来多放蔬菜有利于增加饱腹感，防止进食过多。

尽量少吃拉面

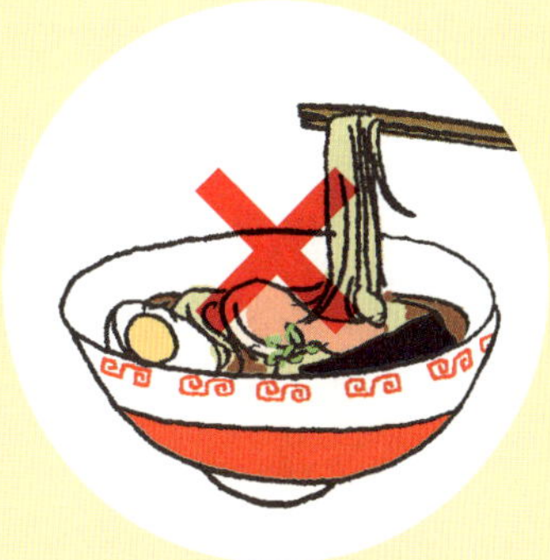

一碗拉面的含盐量大约为7克，其中5克就在面汤里。也就是说，即使不喝面汤光吃面就已经摄取了2克的盐，因此，建议高血压患者少吃拉面。

防止热量超标的饮食方法

◉多补充维生素和矿物质

产生热量的三大营养素

肥胖是导致高血压的原因之一，因此，对高血压患者而言，减肥和保持正常体重显得尤为重要。在进食的时候，应尽量减少高热量食物。在外就餐或在超市购买食品时，要多关注食物所标注的热量含量。

产生热量的三大营养素分别为碳水化合物、脂肪和蛋白质。1克碳水化合物和1克蛋白质均能产生4千卡热量，1克脂肪则会产生9千卡热量。也就是说，同样分量下，脂肪的热量最高。这也是我们要尽量减少高脂肪食物的原因所在。

为了防止在不知不觉间摄入过多的热量，需注重对食物和烹饪方法的选择。另外，还可以通过一些小窍门减少热量的摄入，例如同样分量的米饭，将其盛在小碗里，会让人有满足感，摄入量也会相应减少。在餐间感到饥饿时，尽量不吃面包类的甜点，可用蔬菜和水果补充。

有助于消耗热量的维生素和矿物质

防止热量超标的关键是避免进食过量，要时刻牢记饭吃八分饱。但是也不能因此认为只要减少食物的分量就可以高枕无忧了。真正要做的是在保持营养均衡的同时，减少多余热量的摄入。

一般情况下，三大营养素在体内主要通过维生素和矿物质等辅助发挥作用。

如果为了减少热量的摄入而减少食物分量，结果使维生素和矿物质的摄入都受到影响，反而会弄巧成拙，导致摄入的热量不能得到有效消化。在进行节食减肥时，容易出现营养摄取不全面，因此要注意补充维生素和矿物质，多吃蔬菜、水果、菌类等食物。

相关阅读页➡P22

内脏脂肪一旦增多，容易形成高血压

研究表明，脂肪细胞会分泌一种叫作脂肪细胞因子的激素。

脂肪细胞因子有恶性因子和良性因子之分。恶性因子中有导致血栓形成的物质，产生胰岛素抵抗，损害血管内皮细胞的物质以及导致血压上升的物质。良性因子里有改善胰岛素抵抗，防止动脉硬化的物质，如脂联素。

肥胖会导致脂肪细胞的增加，引起脂肪细胞因子产生和分泌异常，然后使血液中的恶性物质增加，良性物质减少，从而导致动脉硬化加重，引起高血压。

三大营养素的功能

碳水化合物

主要由碳、氢、氧组成，可分为有效碳水化合物如单糖、双糖和无效碳水化合物如膳食纤维两种。有效碳水化合物被分解后可转化为热量，无效碳水化合物则无此功能。

脂肪

主要是作为热量的来源，多余的脂肪可储存在脂肪细胞里，当人体需要时作为热量的补充。

蛋白质

构成人体组织器官的支架和主要物质，是组成激素、细胞膜和血管壁等体内物质的成分。

减少热量摄入的窍门

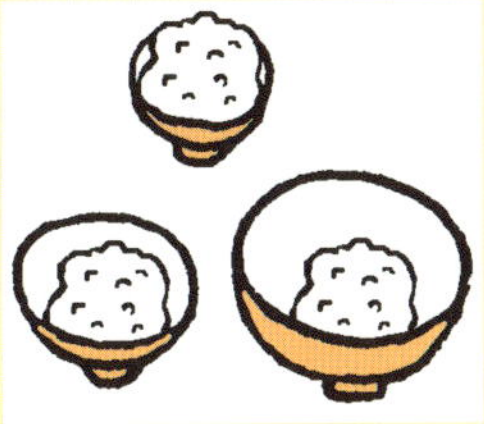

同样分量的米饭，将其盛在较小的饭碗里，看上去会让人有满足感，不知不觉间摄入量也会减少。

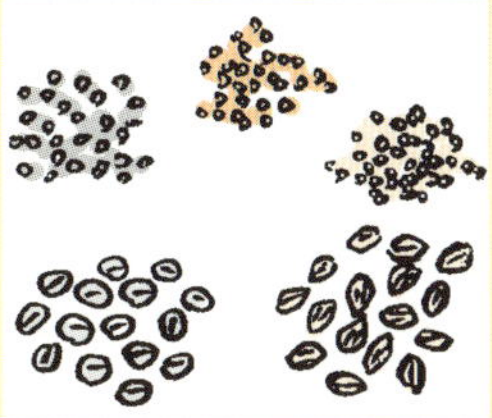

同样分量的杂粮或糙米与精米相比，其热量较低。而且，杂粮和糙米中还含有精米所没有的维生素和矿物质。

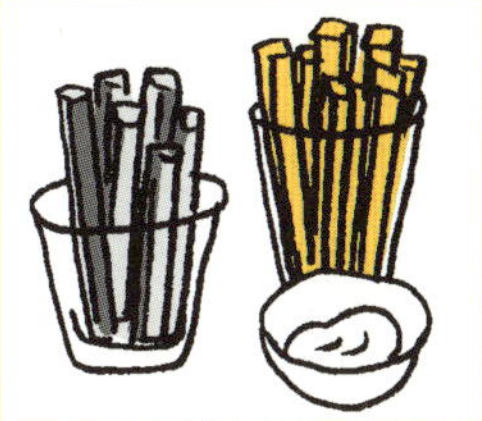

西式点心和面包除了含碳水化合物外，还含有大量的脂肪，应少吃。餐间感觉肚子饿的时候，可用蔬菜和水果补充。

在外就餐要讲究技巧

◉防止盐、脂肪和碳水化合物的过量摄入

口味重是高血压和肥胖的原因

餐馆饮食和外卖食品中常含有超乎我们想象的大量盐分。这些食物之所以会添加大量盐，原因有二：一是通过盐来提升食物的味道；二是通过添加盐来延缓食物的腐败，从而延长食物的保存时间。

另外，食物味道浓重不只是添加了盐分，还有大量的甜味调料（糖、甜料酒等）和油，因此热量较高。例如我们常吃的蔬菜沙拉，由于沙拉酱和蛋黄酱里含有较多的脂肪，所以热量常常超标。

由上可见，餐馆饮食和外卖食品虽然看上去很美味，但其热量大多超标，故应适量食用。

学会选择健康食品

目前，某些食物常常打着“健康食品”“低盐”“低热量”的旗号误导消费者，其实在其调料或食品添加剂中盐或热量常常超标，消费者在购买时需学会鉴别。

在外就餐或订外卖食品时，尽量选择健康的食物，并对食物的热量、盐分和原材料有所了解，尽量选择分量足同时热量和盐的含量都较低，而且含有较少食物添加剂的食品。如果连续几餐都在外面吃，就要相应调整下一餐或第二天的饮食。如果蔬菜摄入不足，要注意补充。

相关阅读页➡P84、P88

在外就餐应注意哪些问题

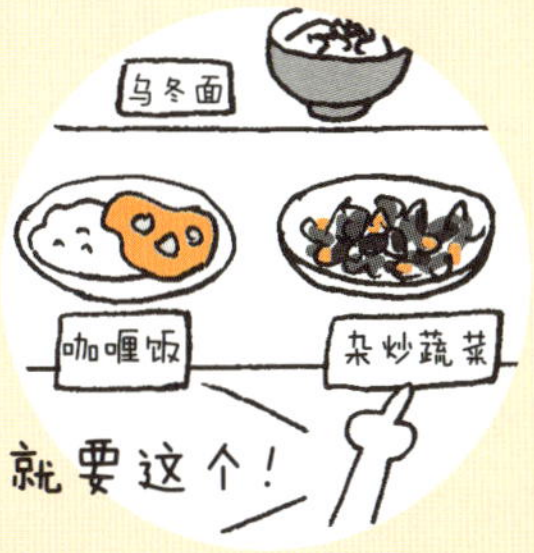

在餐馆就餐时，尽量点一两款蔬菜。除了蔬菜，蘑菇和海带也是上佳选择。

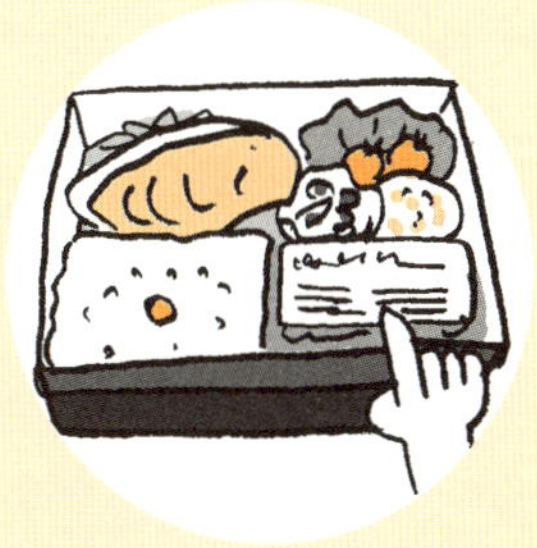

了解食物中盐的含量，可以更好地控制血压。

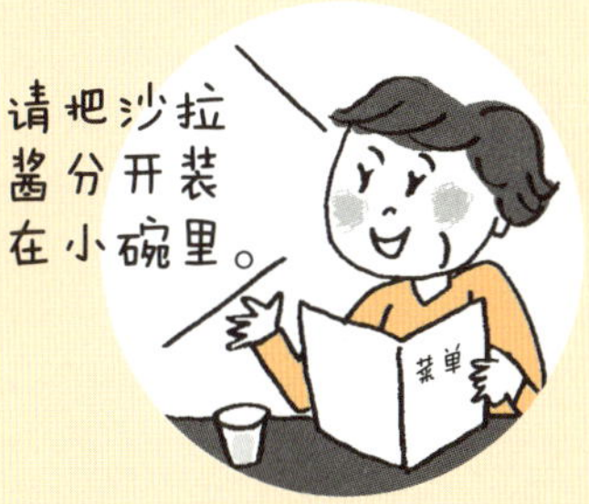

在点沙拉菜品时，建议将食材和沙拉酱分开，食用时自行调整味道。

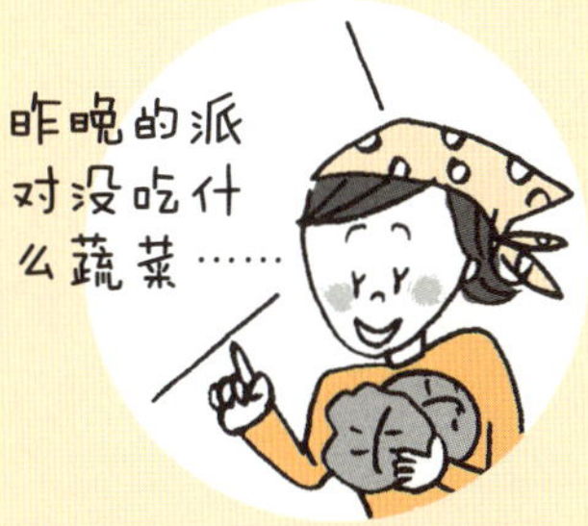

如果连续几餐都在外面吃，就要相应调整下一餐或第二天的饮食，如果蔬菜摄入不足，要注意补充。

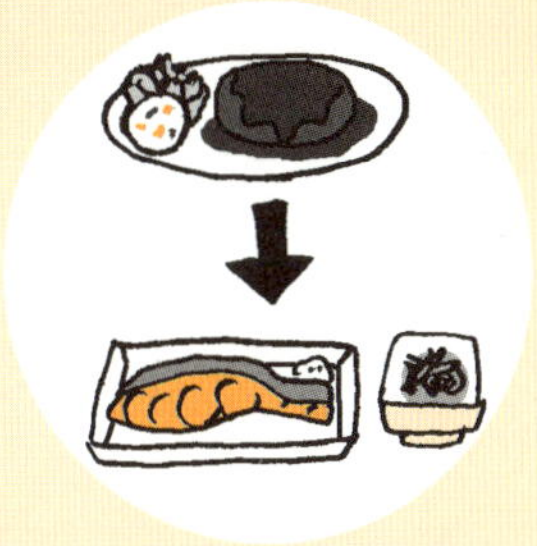

避免食用含脂肪较多的肉类，尽量选择含优质脂肪的鱼类。如果条件允许，可要求厨师做得清淡些。

部分食物热量表（份）

食物	热量（千卡）	盐（克）
猪排盖浇饭	981	3.2
海鲜盖浇饭	647	6.3
荞麦面	322	4.5
清汤面	352	4.7
拉面	543	5.4

充分咀嚼好处多

◉咀嚼时分泌的唾液有保健功效

食物经过充分咀嚼味更美

随着生活节奏的加快，很多人渐渐养成了狼吞虎咽的饮食习惯，这为人们的健康带来了隐患，而细嚼慢咽的饮食习惯却有诸多的好处。

首先，当食物经过充分咀嚼后，口腔中的感受器会接收到更多的信号，从而提前触发饱腹感，有效避免进食过量。这对于控制体重和预防肥胖来说具有重要意义。其次，在细嚼慢咽的过程中，米饭中的淀粉会随之被分解变为糖类，口感也会渐渐变甜。另外，通过充分咀嚼可以品尝到食材本身独特的味道，这样也可以减少烹饪中调料的用量，可谓一举两得。

相反，狼吞虎咽的进食方式则容易导致一系列健康问题。不充分咀嚼或只吃松软食材会使人养成不良的饮食习惯，增加肥胖的风险。此外，进食过快还可能对牙周病产生一定的影响。快速进食会导致口腔中的食物残渣和细菌无法得到有效清除，从而增加牙周病的发生概率。

细嚼慢咽：增加唾液分泌，促进健康

促进消化与吸收：细嚼慢咽能增加唾液分泌，唾液中的消化酶有助于食物分解，使食物更柔软，便于肠道消化和吸收。

保持口腔清洁：唾液能清洁口腔，减少细菌滋生，防止感染，同时促进牙齿和牙龈健康，减少龋齿发生。

预防癌症：唾液中的氧化酶和过氧化物酶能消除某些致癌物质的毒性，起到防癌作用。

其他益处：细嚼慢咽还能提高牙龈抗病能力，减少面部皱纹，抵抗机体组织老化，以及有助于控制体重。

相关阅读页➡P128

需细嚼慢咽的食物

进食蔬菜、水果、海带、蘑菇以及干货等富含膳食纤维的食物时，咀嚼次数自然会增多。这些食物不但对健康有利，而且口感质地也上佳。

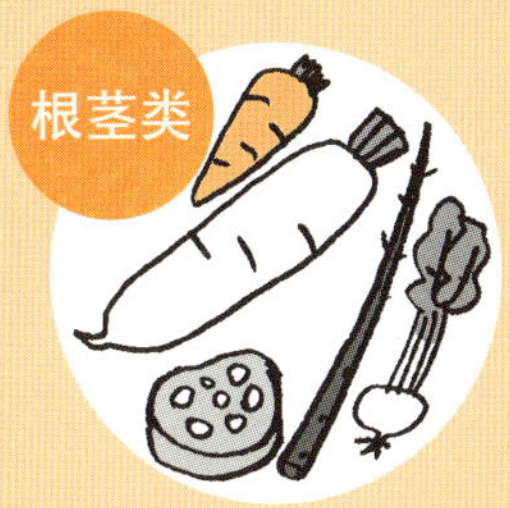

蔬菜中最有嚼劲的当属根茎类，其膳食纤维也十分丰富。

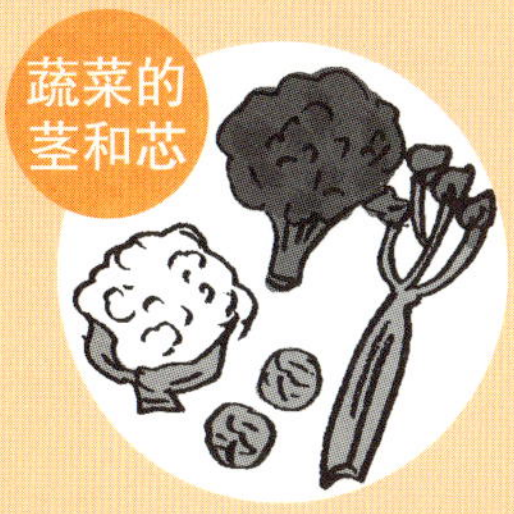

充分咀嚼后可更好地品尝其独特的天然味道。

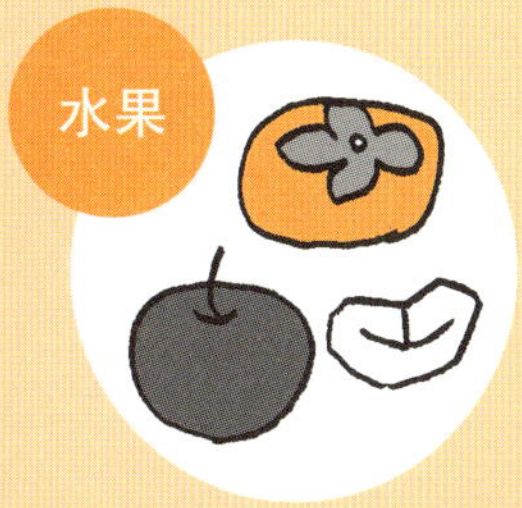

若想增加嚼劲的次数，建议选择口感较硬的水果。

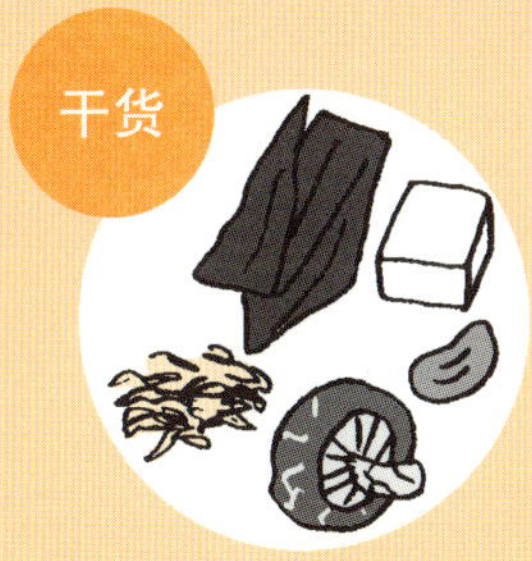

食物的水分蒸发后，增加了嚼劲和独特的味道。

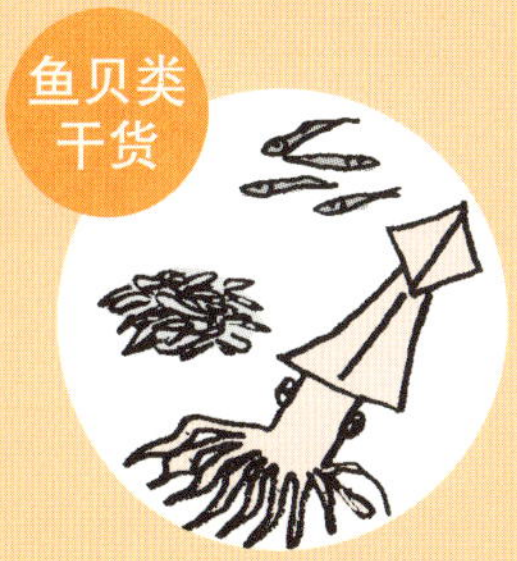

食物干制后味道更浓缩、鲜美，但含盐分较多，不宜过量摄取。

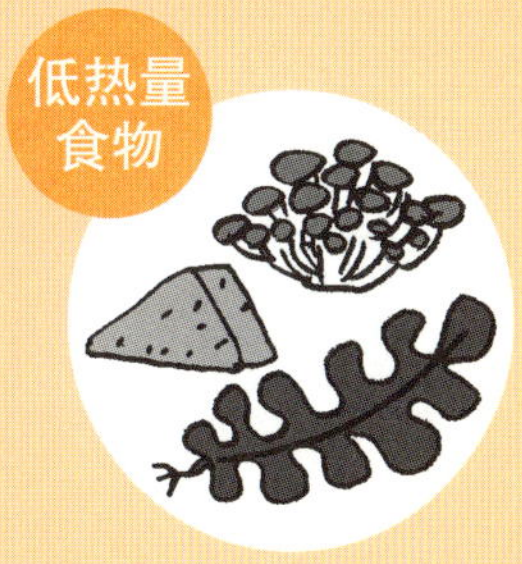

进食多种低热量食物，不仅能丰富口感，还能增加咀嚼次数。

进食的顺序也是减盐的窍门

吃饭时，有人选择先吃自己喜爱的菜色，有人选择先吃自己讨厌的菜色，而对于减盐食疗的人来说，宜先吃味道清淡的菜色。如果一开始就吃浓辣的食物，后面的清淡菜色就会觉得不入味。

其实，味觉是可以通过习惯来改变的，坚持每天清淡饮食，渐渐就会适应。

下酒菜要适量食用

◉下酒菜多为高盐、高脂肪食物

下酒菜味道偏咸会增加饮酒量

喝酒多的人，血压往往有升高的趋势。这是因为酒精具有刺激食欲的作用，一旦饮酒达到兴奋状态，食欲便会大增，下酒菜也随之越吃越多。由于下酒菜通常含盐量较高，人们在享受美食的同时，不知不觉中摄入了过量的盐分。这不但容易导致血压升高，而且下酒菜口味偏咸还会促使饮酒量进一步增加。

除了盐，下酒菜中还有很多油炸类食物，其脂肪含量较高，长期进食易使甘油三酯、低密度脂蛋白胆固醇等升高。对高血压患者来说，宜增加一些口味清淡的菜品，并适当减少摄入量。另外，在餐桌上因喝酒、暴饮暴食而发生心肌梗死或猝死的患者并不少见。

口味偏咸的下酒菜会促使饮酒量增加，而饮酒量的增加又会进一步刺激食欲，导致过量食用下酒菜。这样一来，就形成了一个恶性循环。为了打破这个循环，我们需要控制下酒菜中的盐含量，同时减少饮酒量。

应控制饮酒量

做到适当饮酒需注意三点：第一，酒不能多买；第二，喝酒时使用较小的酒杯；第三，喝酒时可以搭配一些无酒精或低酒精饮品。此外，饮酒时要做到对摄入的酒精量心中有数，理性享受喝酒的乐趣。

饮酒对肝脏的伤害与频率和量有关。建议一周饮酒不超过2次，且少量为宜。酒精在肝脏中代谢会产生有毒物质，损伤肝细胞。长期大量饮酒会导致酒精性脂肪肝、肝炎、肝硬化等。男性应每天不超过40克酒精，女性不超过20克。

相关阅读页➡P82、P84

下酒菜应清淡爽口

饮酒时需注意下酒菜中所含的盐分和脂肪，味道浓重的下酒菜容易使饮酒量增加，热量摄入增多。

喝酒时餐桌上的菜品以肉类、海鲜等高蛋白、高脂肪的食物居多，而且以油炸、糖醋等较浓的口味为主，不仅热量较高，还容易吃多。对于高血压患者来说，宜增加一些口味清淡的菜品，并适当减少摄入量。也可以增加一些像蔬菜拼盘类能自己增减调料的食物。

另外，有些人在喝酒后喜欢吃面条，面条含碳水化合物较多，易增加热量的摄入。因此建议不要喝酒后吃面条或尽量选择清淡口味的面条，而且最好不喝面汤。

含盐及热量较高的下酒菜

炸鸡块（3个）
盐 1.6克 热量 350千卡

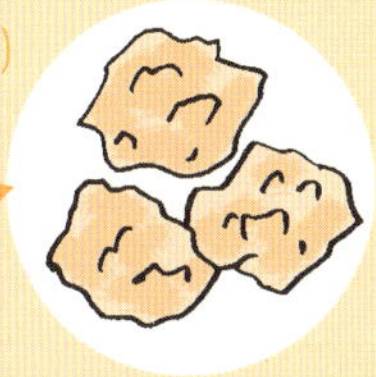

烤鸡肉串（2根）
盐 1.4克 热量 189千卡

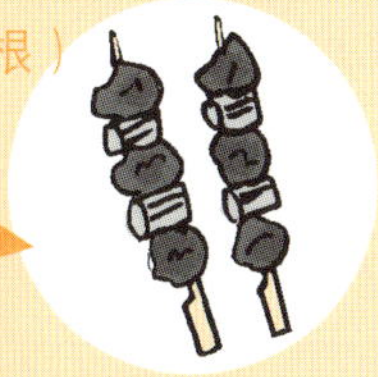

火腿肠（2根）
盐 1.0克 热量 160千卡

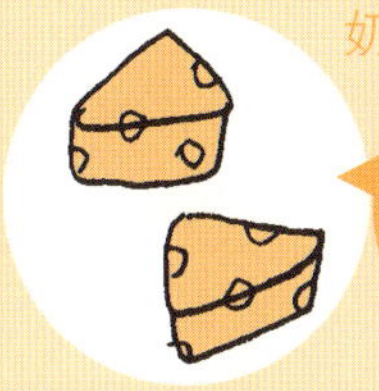

奶酪（2块）
盐 1.4克 热量 170千卡

腌墨鱼（1小碗）

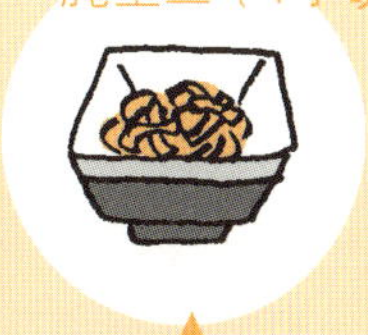

盐 2.1克 热量 35千卡

杂样煎饼（1个）
盐 2.1克 热量 518千卡

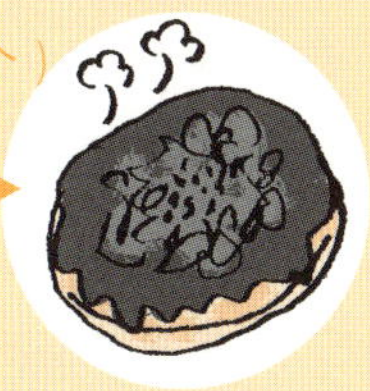

腌黄瓜（4～5片）
盐 1.6克 热量 8千卡

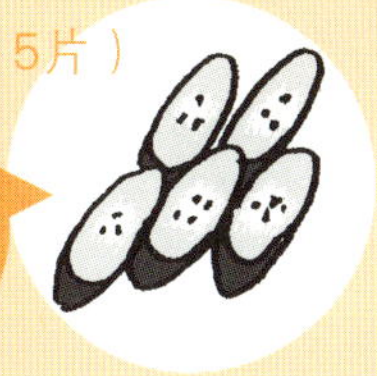

营养知识

注重膳食营养均衡

◉注重营养的平衡，盐和热量的摄入也会随之下降

如果连续几餐营养不均衡，应在两三天内调整

人体每日所需的不仅仅是碳水化合物、脂肪和蛋白质，还有维生素、矿物质以及膳食纤维等。只有多方面摄取各种营养物质，才能达到饮食营养均衡。

日常生活中，我们很难保障每一餐都能达到营养的均衡，但应尽量做到一日内的营养均衡。如果这一顿饭的营养素摄入不足，可以在下一餐中给予补充，从而达到一天总体的营养均衡。当连续几餐或几天进食营养不均衡时，应在其后的两三天调整饮食，以达到营养均衡。

合理分配主食、主菜和副菜

主食与配菜的搭配：为了达到理想的营养均衡状态，主食如米饭、馒头等应与配菜搭配得当。主食提供主要的能量来源，而配菜则负责提供身体所需的各种营养素。

配菜的营养均衡：①主菜选择：配菜中应有一份主菜，如肉、鱼、豆类、大豆制品等。这些食物富含蛋白质和必需的氨基酸，对身体健康至关重要。②副菜搭配：除主菜外，还需有两份副菜，如蔬菜、海带、蘑菇等。这些食物富含维生素、矿物质和膳食纤维，有助于维持身体健康和预防疾病。

增加水果或牛奶的摄入：在主食和配菜的基础上，每天应增加一次水果或牛奶的摄入。水果富含维生素C、矿物质和膳食纤维，而牛奶则是钙和优质蛋白质的良好来源。这些食物有助于补充身体所需的营养素，提高身体免疫力。

注意钾的摄入：现实生活中，人们对副菜的摄入越来越少，容易导致钾摄入不足。钾是控制血压的必要条件，因此应多摄取含钾量多的食物，如蔬菜和水果。这些食物不仅有助于维持正常的血压水平，还能提供身体所需的其他营养素。

副菜的重要性：一日三餐中若副菜丰富，不仅能够满足身体对维生素、矿物质和膳食纤维的需求，还能增强人们对食物的满足感。丰富的副菜摄入有助于提高饮食质量，促进身体健康。

点套餐的技巧

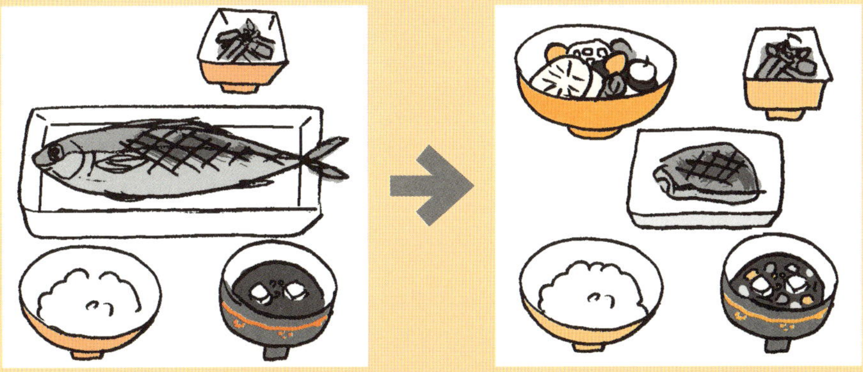

有些人认为套餐能做到营养均衡，其实大多数套餐都存在着蔬菜不足的问题。所以在吃套餐时，最好多点一份蔬菜。

人体内矿物质的均衡也十分重要

钠、钾、钙、氯等矿物质在人体内统称为电解质，它们互相作用，调节身体的各项功能。比如水分和pH值的调节、氧的供给、肌肉和神经的物质传递、血液凝固等，它们虽然极微量却是身体不可或缺的营养素。

由于电解质不能在体内合成，所以必须依靠饮食摄入。虽说如此，但摄入过量也会对身体造成危害，故应适量、均衡摄取。

营养均衡与三菜一汤

为了保障营养均衡，人们常提倡做到餐桌上两菜一汤或者三菜一汤。一餐中有了汤，确实能使餐桌变得丰盛，但我们不要忽略了汤中的盐分。实际上，汤类也应该作为配菜的一种，其所含的盐分应计入盐的总摄入量。

若想维持营养均衡，可尝试将多种食物进行搭配，并注重食物整体的盐分摄入量和营养均衡。

水的摄取方法

◉水是人体不可或缺的物质，应及时补充

水摄入不足会危及人体健康

水是构成身体的重要成分，它约占体重的60%，其中大部分存在于细胞外液中，其余的存在于细胞内液和组织液等体液中。

体内水分一旦不足，身体状态便会不佳，所以经常补充水分非常重要。也许有人会有疑问：如果大量补充水分，是否会导致血液量上升从而使血压升高？当人体摄入适量水分时，多余的水分通常会通过尿液和粪便排出体外，以维持体内水的平衡。这一生理机制确保了身体不会因为短暂的水分摄入过多而出现血压异常升高的情况。

如果体内水分缺失达体重的1%左右，身体就会发出口渴的信号，要求补充不足的水分；如果体内水分缺失达体重的10%，就会发生肌肉痉挛或意识不清；如果体内水分缺失达体重的20%，会有生命危险。水是生命活动的基础，在日常生活中要注意及时补充水分。

出汗后应及时补充水分

人体具有自动调节体温的功能。其原理是利用水分蒸发时能带走热量的特性，防止体温过度升高。所以因气温上升或运动导致体温升高时，出汗量也会相应增多，体内的水分随之流失。为了保持体内水的充足，出汗时应及时补充水分。同时，也要注意钾和钠的补充。

另外，因腹泻和呕吐而导致体内水分大量流失，会引起头痛和食欲不振。这种症状和喉咙干渴一样，是体内水分不足甚至脱水的信号，故应及时补足水分。必要时还可通过输液给予补充。

相关阅读页➡P114

每日水的摄入与排出

一般来说，一个人平均每天摄入和排出的水分均为2500毫升左右。摄入的水分主要来源于自饮水约1200毫升，食物约1000毫升，物质代谢约300毫升。而排出的水分则为，尿便约1600毫升，汗水和皮肤排出约900毫升。

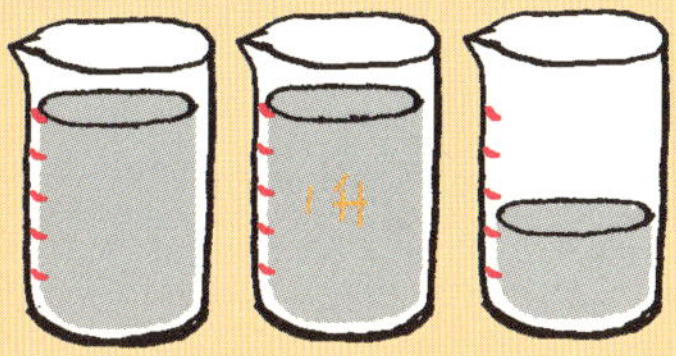

注意果汁中的盐分

为了增加口感，大多数番茄汁和蔬菜汁等通过加入盐分去除了蔬果独有的青草味。在加入盐分的番茄汁中，每1000毫升番茄汁约含5克盐。所以，切忌过量饮用。

一般来说，在运动出汗后饮用上述果汁，可补充出汗丢失的钠。另外，运动后人体内会产生大量活性氧，而蔬菜汁里所含的维生素能够帮助人体清除这些活性氧。

钙通道阻滞剂不能与柚子汁同服

治疗高血压的钙通道阻滞剂不能与柚子汁一起服用。这是因为柚子汁中的成分会阻止钙通道阻滞剂的分解，使降压效果增强，导致低血压发生。

喝什么好

在补充水分时，尽量选择少盐、少糖、少咖啡因的饮品。部分饮品，尤其是运动饮料或功能饮料，为丰富口感会加入氯化钠，饮品中的盐分较高会导致体内钠浓度增高，反而会觉得更口渴。而多糖的饮品会引起热量的过量摄取，咖啡因有利尿作用，不利于水分在体内的贮存。所以，最好的补水佳品是白水或清茶。

但是，运动后大量出汗时也可适量补含少量盐或糖的运动饮料。

营养知识

选择优质脂肪

◉了解脂肪对人体的利弊，选择对人体有益的脂肪

不饱和脂肪酸对人体有益

脂肪主要由脂肪酸和甘油构成。脂肪酸的种类不同，性质也不同，它们大多分布在不同的食物中。饱和脂肪酸多分布在肉类的脂肪中，常温下是固体状态，在体内容易转化为低密度脂蛋白胆固醇。不饱和脂肪酸多分布在植物油和鱼类中，常温下呈与液体相近的状态。不饱和脂肪酸有降低低密度脂蛋白胆固醇、抑制血栓形成等作用。我们常说吃鱼比吃肉健康，其原因就在于鱼类含有不饱和脂肪酸。另外，橄榄油和菜籽油中也含有不饱和脂肪酸。

由于饱和脂肪酸和不饱和脂肪酸都是高热量物质，摄取过量会导致甘油三酯的增加，故应适量摄取。

摄入脂肪应适量

由于脂肪的高热量特性，经常被许多人在饮食中刻意避免。其实，脂肪不仅是能量的重要来源，还对维持身体的正常生理功能至关重要。特别是脂溶性维生素——维生素A、维生素D、维生素E和维生素K需要脂肪作为载体才能被身体有效吸收。如果脂肪摄入过少，会导致这些维生素的吸收不足，进而影响蛋白质的正常摄取和利用。

在脂肪的摄取方式上，最理想的是饱和脂肪酸占30%，其余为不饱和脂肪酸。饱和脂肪酸摄入过多确实会对人体健康产生不利影响，如增加心血管疾病的风险。但是，完全拒绝饱和脂肪酸的摄入同样对健康不利，因为它们也是身体所需的能量来源之一，并且在适量的情况下对维持细胞膜的完整性和稳定性具有重要作用。

在控制脂肪摄入时，我们需要同时关注食物本身含有的脂肪和烹饪食物时所加入的脂肪。食物中的脂肪来源多种多样，包括动物性食品（如肉类、奶制品）和植物性食品（如坚果、种子）。在选择食物时，我们应尽量选择低脂、高纤维的食物，并避免过多摄入加工食品和油炸食品。

常用油脂中的脂肪酸种类

脂肪酸的种类	主要脂肪酸			常见食物
饱和脂肪酸	棕榈酸			肉类脂肪、黄油
	硬脂酸			肉类脂肪、黄油
不饱和脂肪酸	单不饱和脂肪酸		油酸	橄榄油、花生油
	多不饱和脂肪酸	n-6系列脂肪酸	亚油酸	红花油、大豆油
			γ亚麻酸	母乳、某些种子植物油
			二十碳四烯酸	动物肝脏、鸡蛋蛋白
		n-3系列脂肪酸	α亚麻酸	菜籽油、芝麻油
			二十二碳六烯酸	鱼类脂肪
			二十碳五烯酸	鱼类脂肪

构成脂肪的脂肪酸分为饱和脂肪酸和不饱和脂肪酸。不饱和脂肪酸分为单不饱和脂肪酸和多不饱和脂肪酸，而多不饱和脂肪酸又分为n-6系列脂肪酸和n-3系列脂肪酸。n-6系列脂肪酸和n-3系列脂肪酸的比例以4：1为最佳。

食用油的最佳使用方法

充分发挥油的香味

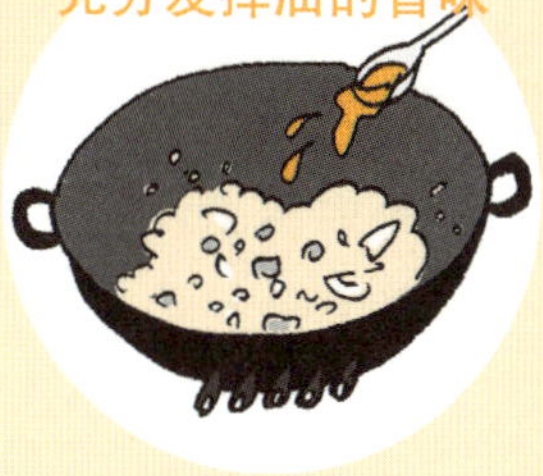

油本身就有能勾起人们食欲的独特香味。如果在做某些食物时最后再放油，既可以减少油的用量，又可以保持油的香味。

为菜品增色

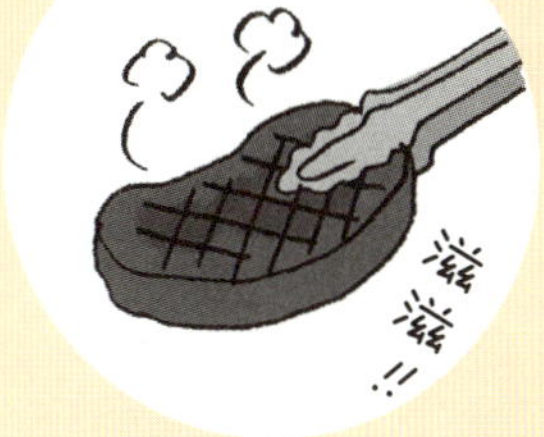

如果用油将食物的表面稍微炸一下，就会既好看又好吃。为了控制热量的摄入，可以用平底锅只煎食物的一面。

营养知识

控制油、盐和脂肪的摄入

◉脂肪摄入过量是导致动脉硬化的原因

常吃快餐容易导致盐和脂肪摄入超标

有些人盐和脂肪的摄取都比较多。比如常吃快餐的人。快餐多以肉类和加工食品为主，盐分较高。除此之外，快餐食品中油的含量也较高。经常吃快餐常常会使脂肪和热量的摄入在不知不觉间超标。

调查显示，经常在外吃快餐的人，蔬菜的摄取量也比较少。因此，在点菜时应注意蔬菜的搭配和健康的吃法。

高血压合并脂代谢异常十分可怕

如果长期吃油腻食物，脂肪就会超标。多余的脂肪便会在体内贮存，且容易在腹部堆积，出现中心性肥胖。这样一来，引发脂代谢异常和动脉硬化的危险性会大大增加。一旦脂代谢异常和高血压同时发生，病情就会加重。

长期摄入油腻食物会导致脂肪超标，这是一个不容忽视的健康问题。当体内脂肪过多时，它们会在体内贮存，并特别容易在腹部堆积，形成中心性肥胖。这种肥胖类型不仅影响外观，更重要的是，它大大增加了脂代谢异常和动脉硬化的风险。

脂代谢异常和高血压是相互关联的。一旦这两者同时发生，病情往往会更加严重，对心血管系统的损害也会加剧。因此，对于高血压患者来说，控制饮食中的热量和盐分摄入是至关重要的。如果高血压还伴随其他症状或并发症，那么在饮食方面的控制就需要更加严格了。

除限制盐和热量的摄入外，高血压患者还需要特别注意脂肪的摄入。为了减少脂肪的摄入，做饭时尽量选择脂肪较少的食材，可以先把肉和鱼的脂肪切掉或用水煮的方法将脂肪去掉。做菜时少放油或用烤炉、微波炉、蒸食品的器具等用具蒸烤。

相关阅读页➡P22、P24、P72

脂肪的产热量非常高

与碳水化合物和蛋白质相比，脂肪属于高热量物质。举例来说，一般150克米饭约含250千卡热量，而27克沙拉油的热量与它相当。

所以，要减少热量的摄入，就必须减少油的摄入，尽量避免油炸食品。

做饭时，尽量选择脂肪较少的食材，可以先把肉和鱼的脂肪切掉或用水煮的方法将脂肪去掉。做菜时少放油或用烤炉、微波炉、蒸食品的器具等用具蒸烤。

减少脂肪过量摄入的窍门

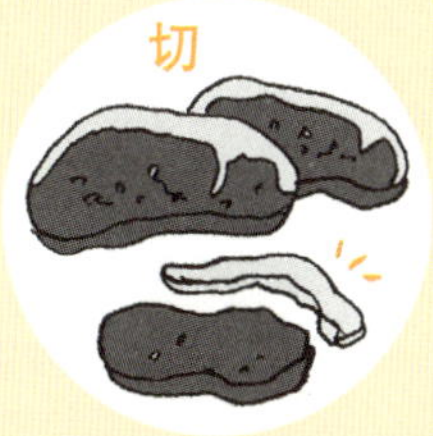

做菜前，先把肉上的多余脂肪切掉。

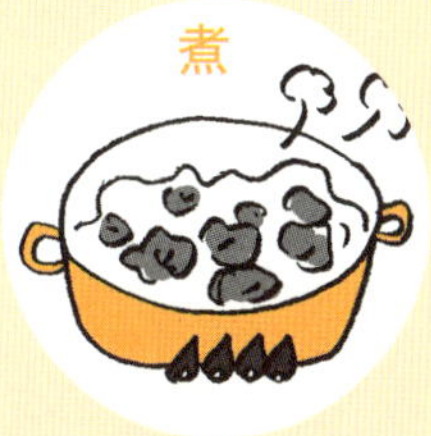

不容易切掉的脂肪可通过水煮来去除。

鱼背上的脂肪相对少一些，尽量选择此部位的鱼块。

最好选用那些不需要用油也可以烹饪的器具。

营养知识

选择有益的碳水化合物

◉碳水化合物对人体非常重要，但也有利弊之分

葡萄糖是大脑运转的能量来源

从营养学角度来说，碳水化合物是三大营养素之一，1克碳水化合物可产生4千卡的热量。我们每天摄取的热量有50%～70%是从碳水化合物中来的。

碳水化合物分为单糖、低聚糖和多糖，其中单糖是最小单位，低聚糖由几个单糖组成，多糖由更多个单糖组成。碳水化合物在体内会分解为单糖，然后被小肠吸收进入血液，再被输送到肝脏和肌肉，最后成为身体的能量来源。而同是碳水化合物的膳食纤维属于多糖，不能被分解，所以不能成为身体的能量来源，最终会随粪便排出体外。

单糖（葡萄糖、果糖）和低聚糖（蔗糖）多分布于水果等食品中。在所有的碳水化合物中，葡萄糖是最常见的一种单糖，它作为身体的能量来源发挥着极为重要的作用。葡萄糖在血液中约占0.1%，是大脑活动的主要能量来源。

摄取碳水化合物宜选择多糖类食物

甜食和水果中含有大量单糖，如葡萄糖、果糖等。由于单糖的消化吸收速度较快，摄入这些食物后，血糖值会迅速上升。对于糖尿病患者或血糖控制不佳的人群来说是不利的。因此，在摄取这类食物时，应注意适量，避免一次摄入过多。相比之下，含有淀粉等多糖的谷薯类食物，如米饭、面条、土豆等，因为多糖的分子结构比单糖复杂，需要更多的时间和消化酶来分解。因此，在吃这类食物时，血糖的上升速度相对较慢，呈现出一种平缓的状态，有助于维持血糖的稳定。

此外，多糖中的膳食纤维也是抑制血糖急剧上升的重要因素。膳食纤维可以增加食物的体积和重量，减缓食物在胃肠道中的消化和吸收速度，从而降低血糖的上升速度。同时，膳食纤维还可以促进肠道蠕动，帮助排便，预防便秘等肠道问题。

相关阅读页➡P71

碳水化合物的分类

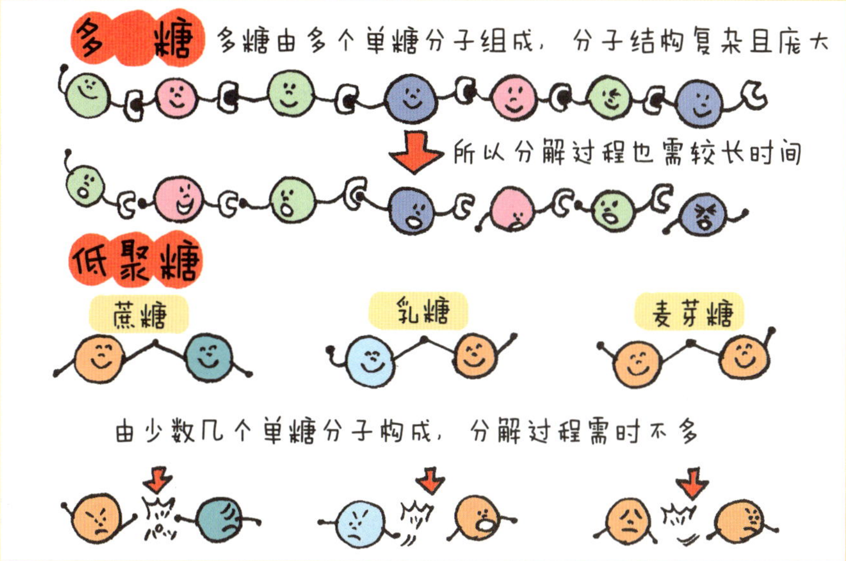

单糖和低聚糖一进入体内便很快作为能量来源使用。相比之下，多糖因为由多个单糖分子组成，分子结构复杂且庞大，分解过程也需较长时间，所以不能像单糖和低聚糖那样较快发挥作用。

含碳水化合物较多的食物

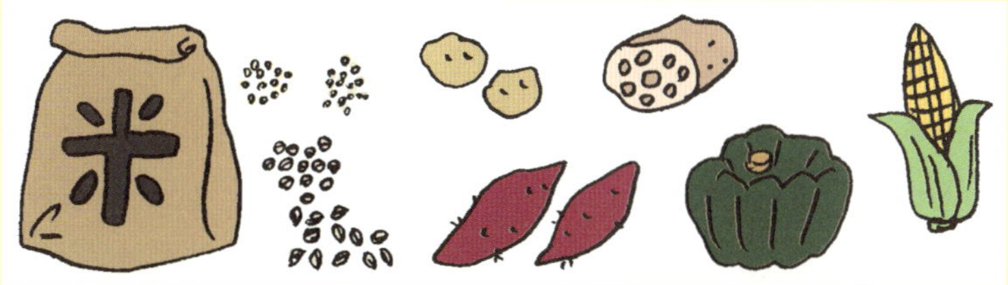

图中食物因为含有多糖中的淀粉物质，分子较大，消化和吸收所需时间较长，所以容易有饱腹感，有防止摄入过多的作用。

营养知识

控制甜食及碳水化合物的摄入

◉防止高血压与糖尿病并发

注意预防糖尿病

常见的碳水化合物如米饭、面包、红薯、砂糖等是身体活动的能量来源。碳水化合物进入人体后会被分解为葡萄糖，再通过胰岛素的作用将其转化为能量，最后为肌肉和大脑等身体器官所利用。

如果因为肥胖等原因导致胰岛素分泌不足时，葡萄糖得不到有效的转化和利用，血液中的葡萄糖就会增加，容易使血糖升高，引起糖尿病。

一般情况下，血糖高的人饮食中碳水化合物和脂肪偏多，维生素、矿物质和膳食纤维偏少。预防和改善糖尿病，除了控制甜食的摄入外，碳水化合物的摄入也必须控制在总热量的50%～70%。

高血压合并糖尿病应给予重视

在日常饮食中，很多人的口味偏咸或偏甜。长期过量摄入咸味或甜味食物，对于高血压患者来说都是不利的，且有可能合并糖尿病。高血压和糖尿病都是代谢综合征的危险因子，它们的存在会增加动脉硬化性疾病的风险。

当高血压合并有糖尿病时，患者需要更加注意饮食。因为这两种疾病都会对身体的代谢系统造成不良影响，加剧动脉硬化等疾病的进程。临床数据表明，代谢综合征危险因子的个数增多与动脉硬化性疾病的风险增加密切相关。

在饮食方面，有些人喜欢将面条和盖浇饭搭配在一起吃，这种吃法不仅容易导致热量摄入过多，还会使盐的摄入超标。面条和盖浇饭都含有较高的盐分，如果同时摄入，很容易超过每日推荐的盐摄入量。因此，如果套餐中有含面条在内的两种主食，建议适量减少面条的摄入，以控制盐的摄入量。

另外，有些人吃完咸的食物后喜欢吃甜点。这种饮食习惯也是不值得提倡的。

相关阅读页➡P23

防治高血压的DASH饮食

什么是DASH饮食

DASH饮食是国际上流行的一种防治高血压的膳食模式。

DASH饮食摒弃了传统的高脂肪、高热量食物，在大量采用蔬菜、水果、坚果、豆类、鱼、全麦面包的同时，严格控制油腻食物和甜食的摄入。这样一来就可以大量摄取钾、钙、镁、膳食纤维和蛋白质等物质。经证实，多摄取矿物质和膳食纤维有助于钠的排出，而且在摄取矿物质和膳食纤维的同时再摄入低脂肪、高蛋白的食物，对高血压的预防有事半功倍的效果。

DASH饮食是否适合亚洲人

DASH饮食主要是针对美国人的身体指标所制定的，我们不能完全照搬，可以加以借鉴。比如从主食的谷物里摄取身体所需的矿物质和膳食纤维。谷物是低精制食物，含有丰富的矿物质和膳食纤维。除谷物外，杂粮也是一个上佳选择。另外，DASH饮食所推荐的坚果因为含有丰富的脂肪，如果每天都按食谱摄入，易使脂肪摄入过多，可以将坚果作为补充食品食用。

DASH饮食仅针对单纯高血压患者，并未考虑到其他病症患者。例如钾对于高血压的预防来说是不可或缺的，但对患有肾病的高血压患者来说则有钾过量的危险。另外，对肥胖者和糖尿病患者来说，过多食用水果和坚果会使糖分和脂肪摄入过量，因此应适量食用。

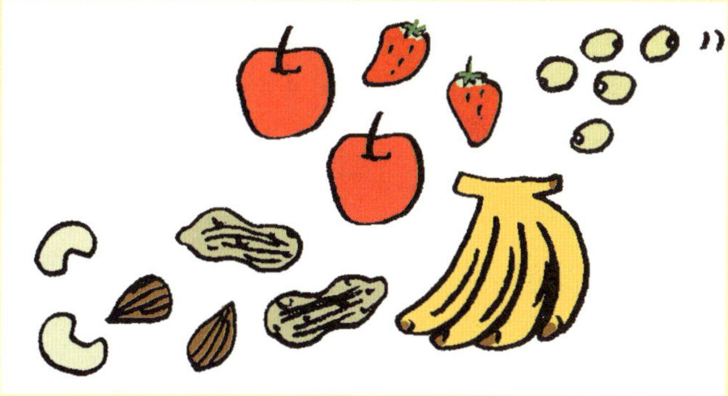

专栏

低血压不可忽视

低血压一般指收缩压在90毫米汞柱以下，舒张压在60毫米汞柱以下。与高血压不同的是，低血压虽然不会引起重大疾病，但会导致站立时头晕、疲劳、起床时头晕等症状。

如果经常出现低血压症状，应到医院查明引起低血压的原因，再针对病因进行治疗。同时注意均衡饮食，保证睡眠充足，增强运动等。

平时血压偏低的人，如果出现血压一时性的急剧上升，同时出现明显的肩痛、头痛、头晕等症状，应及时就医。

另外，有些人年轻时血压偏低，随着年龄的增加，血压会适度增高。

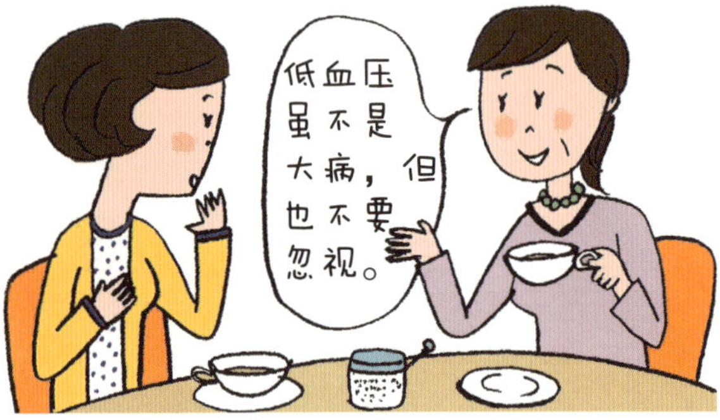

第3章

合理享用降压美食

本章通过对食物咸味、香味、鲜味及各种营养素的介绍，让您在了解这些知识的同时，学会充分享用这些美味的技巧。

此章菜单上的标识

0.1克 …… 盐
8.5千卡 …… 热量

使食物既好看又营养的窍门

◉食物的品相好，食者的满足感也高

食物既要有品相，又要有营养

就像对人的第一印象一样，食物的品相对食者来说也非常重要。食物品相的好坏由菜色、容器的颜色、菜品摆放的方法以及分量的多寡等因素来左右。

当然，对人体来说，最重要的还是整体菜色的营养是否均衡。如果仅一道菜让人觉得垂涎欲滴，当整桌菜上齐后，没有达到整体的营养均衡，那么，这顿饭的整体水平就会大打折扣。

一般来说，要想达到营养均衡，一般由主食、鱼、肉、蔬菜、汤等多种食物搭配而成。如果餐桌上只有米饭和肉，或者只有米饭和蔬菜，不但达不到营养均衡的效果，而且人的食欲也会减半。同样，如果餐桌上都是汤汁类食物而无半点绿色，也会让人提不起食欲来。

利用多种食材和容器来提升食物的品相

要想提升食物的品相和美味，就要善用多种颜色的食材。食材有红、黄、绿、黑、白等多种颜色。食物的颜色不同，所含的营养素也不同，因而，选用多种色味相异的食材，不但让人食欲大增，而且能够摄取多种营养素，达到营养均衡的效果。所以，在平时的饮食中尽量选用不同颜色的食材，如红色的番茄、绿色的芹菜等。

另外，也可以通过改变容器的颜色来提高品相。窍门便是根据食物的颜色来搭配容器。

立体摆放也可使食物的品相得到提高。尤其是为了减盐和减肥而减少食物分量的时候，通过巧用容器的方法，可使分量看起来充足。即使不增加食物的种类，单是从大盘中一勺一勺地舀食物，也会让人觉得自己吃得不少了。

相关阅读页➡P78

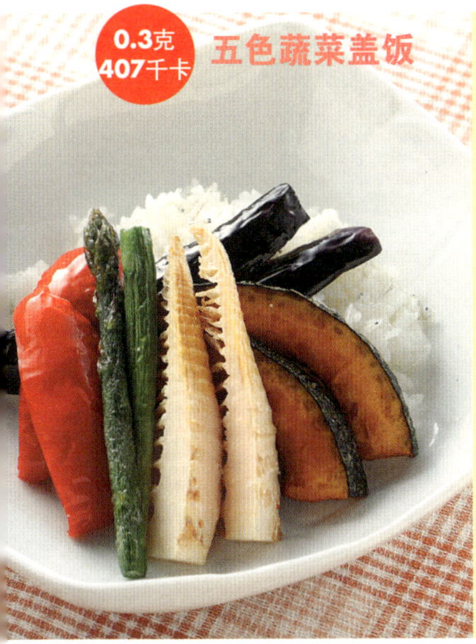

0.3克
407千卡

五色蔬菜盖饭

◎ 材料（2人份）

米饭 ……………………………………300克
红辣椒、南瓜 ………………………各50克
竹笋（水煮）…………………………30克
茄子 …………………………80克（1小根）
芦笋 ……………………………50克（1根）
小沙丁鱼干 ……………………………10克

◎ 做法

①将红辣椒、南瓜、竹笋、茄子切成细长条。茄子用水煮，芦笋切成段。

②将①中的食材滤干水分，用油炸后备用。

③将米饭和沙丁鱼干放入平底锅内，进行翻炒。

④把炒好的米饭和沙丁鱼干装进容器内，再把②中炸好的食物放上。

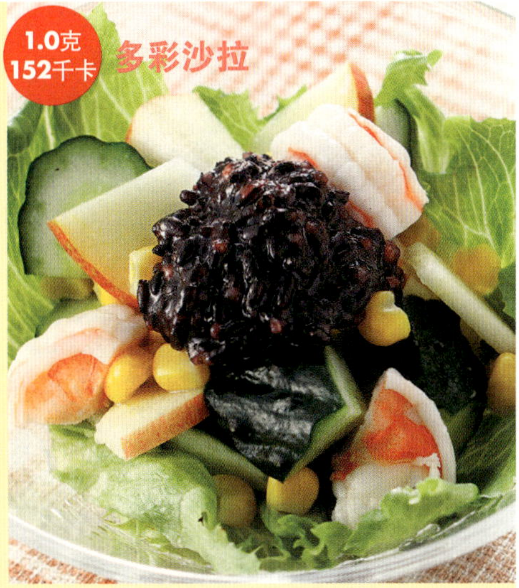

1.0克
152千卡

多彩沙拉

◎ 材料（2人份）

糙米 ………………………………15克
水 ………………………………200毫升
盐 …………………………………适量
虾（带壳）………………………20克
淀粉 ……………………………1小匙
黄瓜 ………………………50克（半根）
苹果 ……………………30克（1/8个）
生菜、甜玉米（罐头装）……各40克
苹果醋、橄榄油…………各1大匙
胡椒 ………………………………少许

◎ 做法

①将糙米放入锅内，加水、盐浸泡约30分钟。

②剥去虾壳，剖开虾背，将虾切成三段，再涂抹上淀粉，然后用水煮。

③黄瓜切成方块，苹果切成片，将生菜撕成容易入口的大小，甜玉米沥干水分。

④将①放在火上煮，烧开后转为小火，直到米软为止。

⑤将虾、黄瓜、苹果、生菜和甜玉米装盘，然后将煮软的米和苹果醋、橄榄油、胡椒搅拌混匀后浇在盘内。

充分发挥食材本身的味道

◉食物的美味不应靠盐，而应提炼食材本身的味道

浓味会掩盖食材本身的味道

很多高血压患者喜欢吃浓味食物，殊不知，多数浓味食物含盐较高。

食物中含盐过多不仅会掩盖食材本身的味道，还会使血压上升。对于喜欢浓重口味的人来说，很难品尝出食物天然的味道。

说到控制盐，大家可能会想这样食物会不会淡而无味？其实不然。我们可以通过烹饪技巧，充分发挥食材本身的味道，或者利用其他调料来提升食物的味道。

举例来说，我们可以将本身就味道浓郁的豆腐凉拌，而不用酱油来炒，这样反而能够品尝到大豆本身的甘甜味道。做沙拉时，可以不放沙拉酱，只浇上一层柠檬汁味道同样鲜美。

尽量选用当季新鲜食材

要想品尝食材本身的味道，应尽量选择当季的新鲜食材。在科技日新月异的今天，食物的保存方法和作物的栽培方法也在飞速发展，一年之中不分季节各种各样的食物层出不穷，但当季的新鲜食材和非当季的食材还是有很大差别的。首先，当季的食材味道浓郁新鲜，无须放太多调料就可以品尝到食物天然的味道。其次，当季食材的营养价值较高。而且，什么季节吃什么样的蔬菜，也符合自然规律。

如果条件允许，尽量选择有机栽培的蔬菜。这些蔬菜由于没有受到化学肥料和农药的污染，多在营养丰富的土壤中生长，所以除了食用安全性高之外，食物本身的天然味道也十分甘美。

一旦尝到了食材本身的新鲜味道，味觉就会变得敏锐起来，从而不再单纯追求浓重的口味了。此外，还应尝试各种食物，以此享受更多的天然美味。

相关阅读页➡P8、P110、P112

洋葱拌鸡肉

0.6克
243千卡

◎ 材料（2人份）

鸡胸肉……160克

洋葱……100克（半个）

大蒜……5克（1瓣）

油菜……50克

芝麻油……1大匙

淡味酱油……1小匙

红辣椒丝……适量

◎ 做法

①将鸡胸肉切片，煎至微焦。

②把大蒜和洋葱切碎捣烂。

③油菜切成长段。

④把煎好的鸡肉和捣烂的葱蒜放在一起，加入芝麻油和酱油进行搅拌。

⑤在盘子里铺上油菜，将拌好的④放在上面，并用红辣椒丝进行点缀。

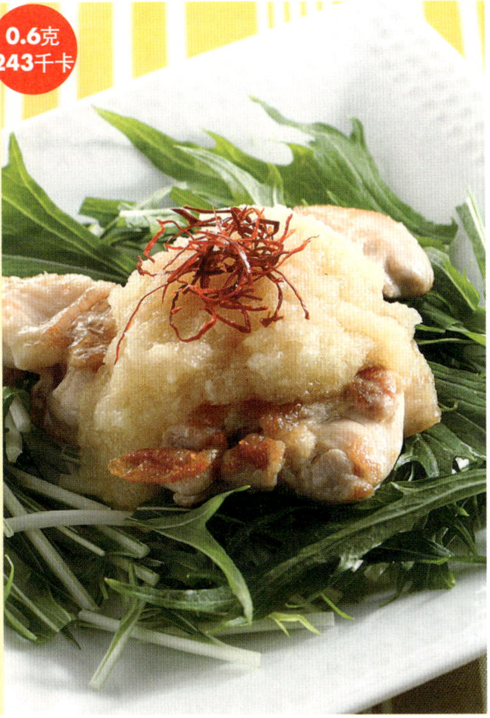

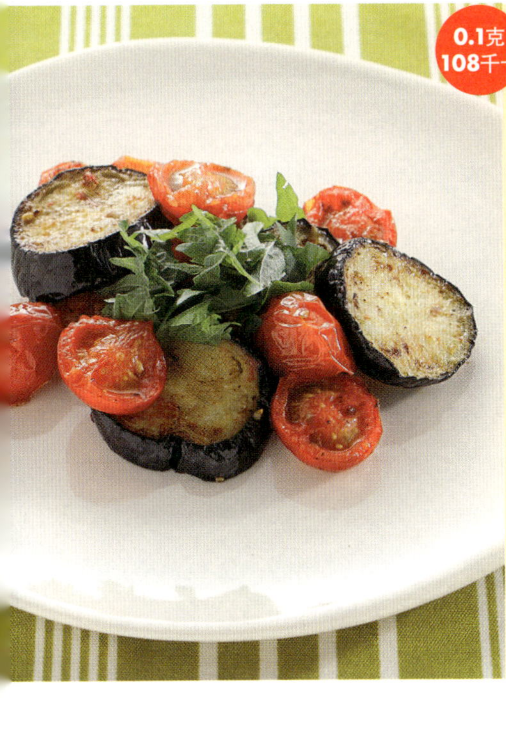

0.1克
108千卡

干炒茄子番茄

◎ 材料（2人份）

小番茄……150克（10个）

茄子……160克（2根）

橄榄油……1大匙

番茄酱……1大匙

紫苏叶……2片

◎ 做法

①对半切开小番茄。茄子切成圆块，用水煮开，沥干水分。

②往锅内倒入橄榄油，放入番茄、茄子和番茄酱一起炒。

③用手把紫苏叶撕开。

④把炒好的番茄和茄子装盘，其上点缀紫苏叶。

调理方法

了解调料中的含盐量

◉味噌和酱油的含盐量到底有多高

为什么味噌和酱油含盐多

在烹饪过程中，我们常常会遇到这样的问题：如何准确控制调料的量？很多人习惯拿起调味罐轻轻摇一下就直接往菜里倒，或者用手抓一小撮放入。其实，摇晃的力度和倾斜的角度都会影响调料的流出量。即使我们认为只是“轻轻摇一下”，实际上每次摇出的调料量也可能大相径庭。用手抓调料则更容易受到个人手掌大小、抓取力度等因素的影响，导致调料的量难以准确把握。为了解决这个问题，建议使用计量勺来控制调料的多少。

酱油和味噌都是在大豆里加上曲子经过分解、发酵而成。由于在发酵期间有可能会滋生导致腐败的细菌，为了防止细菌繁殖，所以在制作酱油和味噌的过程中加入了大量盐。因此，对高血压患者来说，谨慎量取分量后再使用尤其重要。

调料种类不同，含盐量也不同

即使是同样的调料，由于种类的不同，盐的含量高低也不同。

举例来说，酱油有浓味酱油、淡味酱油、大豆酱油、白酱油之分，其中淡味酱油为了使酱油颜色变淡，便将酱醪的温度调低，加入大量食盐水。因此，虽然淡味酱油的色泽和香味与浓味酱油相比要淡，但就含盐量来说，淡味酱油比浓味酱油还要高出一成左右。

味噌根据原料不同，可分为米味噌、麦味噌、大豆味噌以及由这三种原料混合制成的味噌。按照颜色划分可分为赤味噌、淡色味噌和白味噌。按口味划分则有甜味噌和辣味噌之分。味道的浓淡则取决于其中所含食盐的多少以及大豆和曲子的比例。若要控制盐的摄入，应尽量选用甜味噌。

除酱油和味噌外，生活中常见的沙司、蚝油、鱼露、豆瓣酱、蛋黄酱等所含的盐也较高。因此，要了解常用调料所含的盐分，养成先量后用的好习惯。

相关阅读页➡P64、P102

如何控制调料的量

由于调料中所含盐分较高，如果单靠目测量取，容易取多。若想很好地控制盐量，需学会量取调料的量。

常用调料所含盐分

一计量勺所含的盐分

（1大茶匙相当于15毫升
1小茶匙相当于5毫升）

天然盐

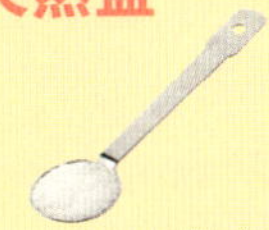

1 小茶匙含 **5.8** 克
（精制盐为 **5.9** 克）

淡色辣味噌

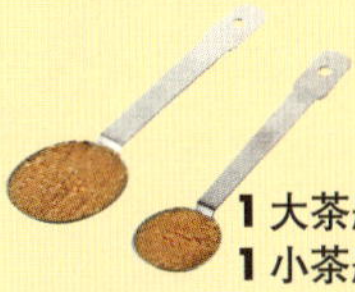

1 大茶匙含 **2.2** 克
1 小茶匙含 **0.7** 克

伍斯特辣酱油

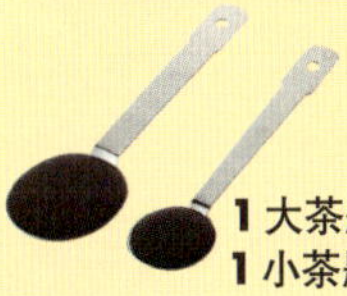

1 大茶匙含 **1.5** 克
1 小茶匙含 **0.5** 克

浓味酱油

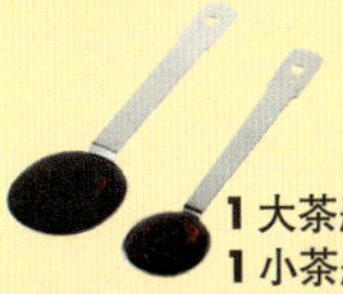

1 大茶匙含 **2.6** 克
1 小茶匙含 **0.9** 克

番茄酱

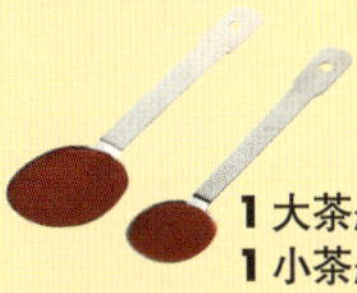

1 大茶匙含 **0.5** 克
1 小茶匙含 **0.2** 克

蚝油

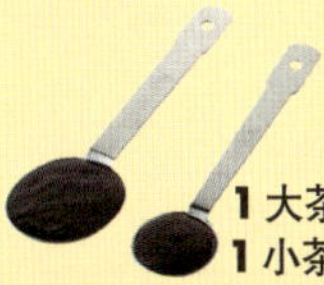

1 大茶匙含 **2.1** 克
1 小茶匙含 **0.7** 克

淡味酱油

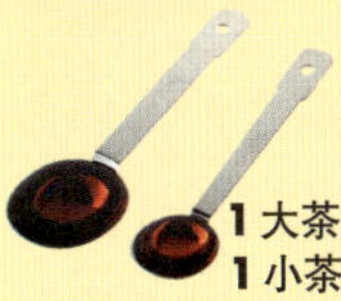

1 大茶匙含 **2.9** 克
1 小茶匙含 **1.0** 克

蛋黄酱

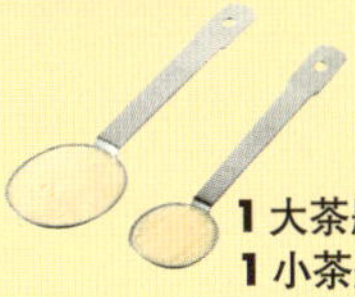

1 大茶匙含 **0.3** 克
1 小茶匙含 **0.1** 克

橙醋味酱油

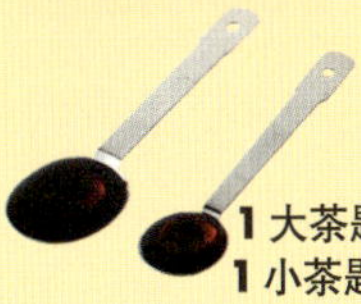

1 大茶匙含 **1.1** 克
1 小茶匙含 **0.4** 克

即使是同样的调料，所含盐分也不尽相同。就像浓味酱油和淡味酱油所含的盐分不同一样，盐和味噌因种类不同所含盐分也有所差别。另外，品牌不同，含盐量也会有差别，购买时请确认包装上的标识。

尽量吃低盐酱油

◉低盐酱油蘸着吃更健康

什么是低盐酱油

所谓低盐酱油，是在制造出普通酱油后，用特殊方法去除盐分而成的。如果在制作酱油的阶段就开始减少盐分，那么正常的发酵、成熟都无法顺利完成，做出来的酱油也会有股怪异的味道，所以低盐酱油的制作是在普通酱油制作完成后才开始的。

遗憾的是，去除了盐分后的低盐酱油，因为香味和美味都有一定程度的损耗，所以加热后与一般酱油相比显得味道不足。因此，低盐酱油多用于蘸酱等佐料方面。

低盐酱油虽然含盐较少，但用量过多盐分也会增加，因此要适量食用。

酱油蘸着吃更健康

在拌菜的时候，很多人喜欢把酱油直接浇或淋在食材上，其实，用食材蘸酱油的吃法会更健康一些。因为往食材上浇酱油时不好掌握分量，往往会浇多。不仅是酱油，也可以把调料用小盘盛放，然后用食材蘸调料吃，这种吃法更健康。

在家庭烹饪中，酱油是不可或缺的调料，它主要分为烹调和佐餐两种。烹调用的酱油，如生抽和老抽，是烹饪过程中的重要调味料。生抽色泽较淡，适用于炒菜，能够增添菜肴的鲜味和色泽。老抽色泽较深，适用于上色，使菜肴看起来更加诱人。需要注意的是，烹调酱油的卫生指标相对宽松，所含菌落指数较高，因此不建议直接用于凉拌菜等生吃食品。佐餐酱油，则主要用于凉拌菜等生吃食品。它的微生物指标比烹调酱油要求严格，即使在生吃的情况下，也不会对人体健康造成危害。因此，在凉拌菜时，最好选择佐餐酱油，以确保食品的安全和卫生。如果确实需要使用烹调酱油进行凉拌，那么最好选择将酱油加热至熟透后再使用。这样可以有效地杀死酱油中的细菌和微生物，降低食品安全风险。

相关阅读页➡P96

自己动手制作汤汁酱油

除了市场上卖的酱油，自己动手制作的汤汁酱油和食材酱油也值得推荐。事先准备好数种汤汁酱油，再通过增减食材，就可以按照自己的口味自由搭配，做出独家酱油。

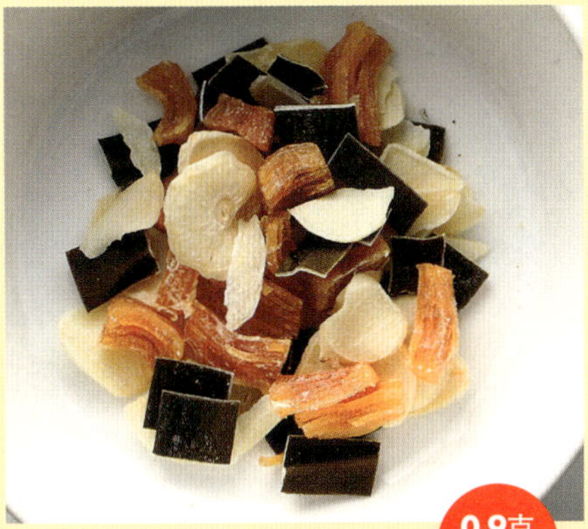

0.9克
6千卡

汤汁酱油

◎ 材料（约10次份）

浓味酱油……50毫升
干贝……5克
海带……1克
蒜片……1克

◎ 做法

①将干贝捣碎，海带切成角状。

②把干贝、海带和蒜片放入容器内，再倒入酱油，放置一晚。

◎ 美味吃法

- 可以加入同样分量的醋或油做成沙拉调料。
- 作为炒菜用的调味料。
- 蘸酱吃。

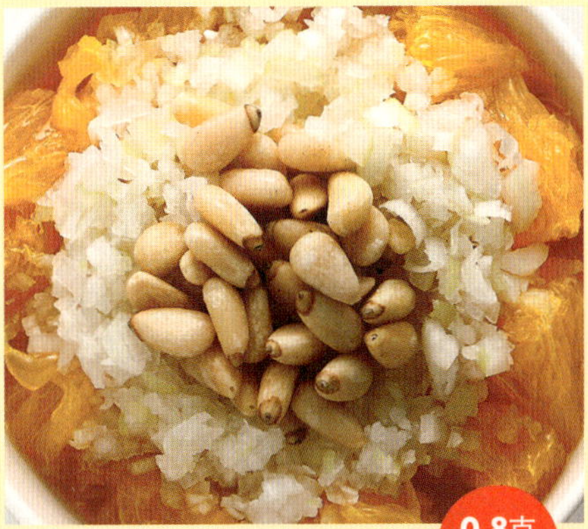

0.8克
18千卡

用食材自制酱油

◎ 材料（约10次份）

浓味酱油……50毫升
橙子……250克
大葱……30克（约5厘米长）
松果……10克

◎ 做法

①剥去橙子的外皮和薄皮，取出果肉。把大葱切碎。

②将橙子肉和大葱放入容器中，再加入松果和酱油进行搅拌。

◎ 美味吃法

- 可以作为沙拉调料。
- 凉拌菜的调味料。
- 当酱油用。

调理方法

减盐少油的窍门

◉不用油炸，而用油煎，可减少油的用量

减盐的诀窍

很多人认为减盐就是将入口的所有食物都做得淡而无味，其实并非如此。比如在一桌菜中，可以将其中一道菜适当做咸些，这样一来，整桌菜便有咸有淡，有张有弛。

虽说整道菜以清淡为主，只需在试吃的第一口尝到咸味即可，其余部分应保持低盐或少盐的状态。比如做沙拉时，不要加入沙拉调料搅拌，只需在沙拉最上方，也就是试吃的部分稍多放点盐即可。

人的舌头其实很迟钝，只要最初尝到咸味，剩下的食物也会连带着感觉出咸味来。

某些可以蘸酱吃的菜，在吃的时候不要全部都蘸满酱，只需菜的一部蘸上酱即可。这样不仅有咸味，还能减少盐的摄入。

巧用食油

食用油有很多用途，其中一个作用便是覆盖在食物的表面，锁住食物的美味。突出表现食用油这个用途的是油炸食品。油包裹住食物表面的同时，也锁住了食物的美味，然后经过加热，多了油的独特风味，即使原本较淡的食物也变得格外好吃。但是，油炸食品由于用油量大，很容易造成热量超标。

为了做到既可保持食物美味，同时又能避免热量超标，不妨只用少量油煎食物的表面，而不是用大量的油炸。这样一来，不仅多了油的独特风味，使食物表面变得松脆，而且口感也特别好。如果还想进一步降低热量，可以只用油炸食物的一面，装盘时把炸至金黄的一面朝上，不仅增加食欲，还减少了热量。

另外，有些菜可以不放油，直接在不粘锅内炒，在出锅前淋上少许芝麻油或橄榄油。这样一来既无损美味，又减少了食用油的使用。

相关阅读页➡P64、P70

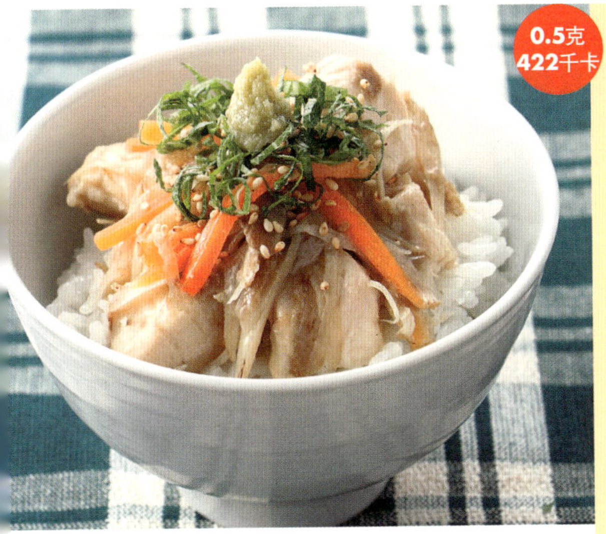

拌饭

◎ **材料（2人份）**

米饭 ………………………………… 300克
鸡腿肉 ……………………………… 130克
牛蒡 ……………… 30克（约4厘米长）
胡萝卜 ……………………………… 15克
鲣鱼海带汁 …………………… 3大茶匙
白味噌 ………………………… 2小茶匙
紫苏叶 ………………………………… 1片
白芝麻 ………………………… 1小茶匙
芥末 …………………………… 1小茶匙

◎ **做法**

①鸡腿肉切成角状，牛蒡削成小薄片，胡萝卜切成细丝。

②紫苏叶切成细丝。

③用平底锅炒鸡腿肉，炒至微焦时，放入牛蒡和胡萝卜一起炒，炒熟后倒入鲣鱼海带汁煮。

④汤汁煮至略收干时，加入白味噌调味。

⑤将饭盛到碗里，浇上炒好的④和紫苏叶，撒上白芝麻，最后放入芥末。吃的时候，将料和饭拌在一起吃。

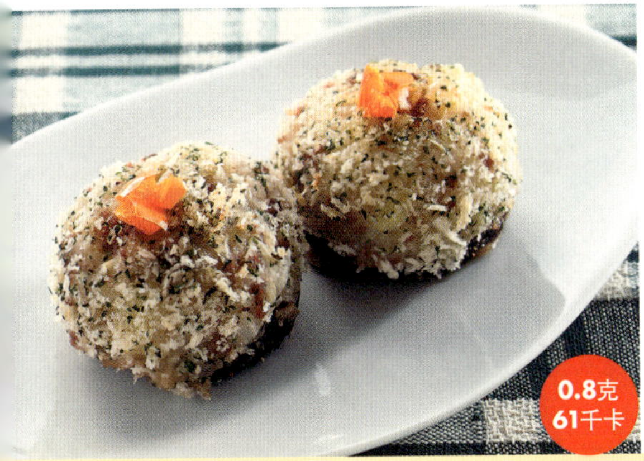

香菇丸子

◎ **材料（2人份）**

香菇 …………… 60克（4个）
土豆 …………… 50克（1个）
洋葱 ………… 80克（1/8个）
碎肉 …………………… 15克
荷兰芹（干）…… 1小茶匙
面包粉 ……………… 1大茶匙
盐 ……………………… 适量
辣椒 …………………… 适量

◎ **做法**

①去掉香菇的柄。

②去掉土豆皮，切至四分之一大小，然后用水煮（或放进微波炉里加热三四分钟）。

③将洋葱切碎，放入锅内和碎肉一起炒。

④辣椒切成角状。

⑤把煮好的土豆捣碎，再放入炒好的③拌匀后分成四份，将其填充进香菇内，固定好。

⑥将荷兰芹、面包粉、盐搅拌后撒在⑤的表面，放上辣椒，放入面包机内两面分别烤5~7分钟。

学会识盐、食盐

◉掌握盐的种类和使用方法，做到减盐事半功倍

盐有很多种

根据制作方法不同，盐可分为很多种。但最广为使用的还是以氯化钠为主要成分的精制盐。精制盐中不含镁、钾、钙等矿物质。

除了精制盐以外，其他盐都含有丰富的矿物质和微量元素。由于这些盐含钠量比精制盐少，所以放入同等分量时，这些盐可以达到减盐的效果。

下面我们分别介绍各种盐的特征。

精制盐

精制盐是将海水用化学方法分解后提炼出氯化钠精制而成的。精制盐几乎不含杂质，干燥易保存，味道也十分固定。

天然盐

天然盐虽以氯化钠为主要成分，但其他矿物质的含量也很丰富。由于天然盐的盐粒比较粗，所以常被称为粗盐。

天然盐的种类较多，常见的有两种，一种是用精制盐再加工制成的天然盐，另一种是用传统的海水制法制造出的海盐。经过再加工的盐有一定的附加成分，比较适用于腌菜、熬制品等。

另外，被称为海水化石的岩盐，是从几万年前海水形成的岩盐层里采得的。岩盐形状各异，既有大块的，又有粉末状和粗粒状的。

由于天然盐结盐的地方不同，味道也不同。

复合盐

复合盐是往精制盐里加入矿物质和含美味成分的氨基酸制成的。市面上销售的复合盐多含食品添加剂，应避免过多食用。

相关阅读页➡P64

自制健康盐

抹茶盐

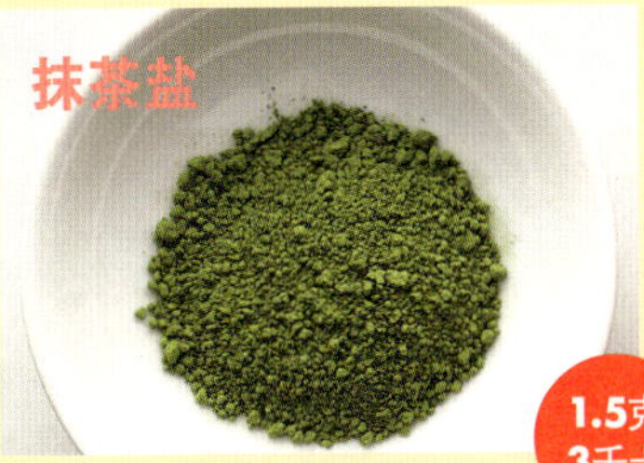

1.5克
3千卡

◎ 材料

盐……………………………一小撮
抹茶 ……………………1/2茶匙

荷兰芹盐

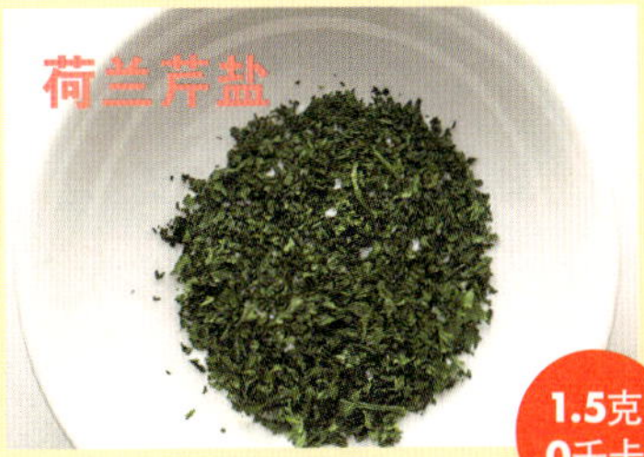

1.5克
0千卡

◎ 材料

盐……………………………一小撮
荷兰芹（干）………1/2茶匙

香料盐

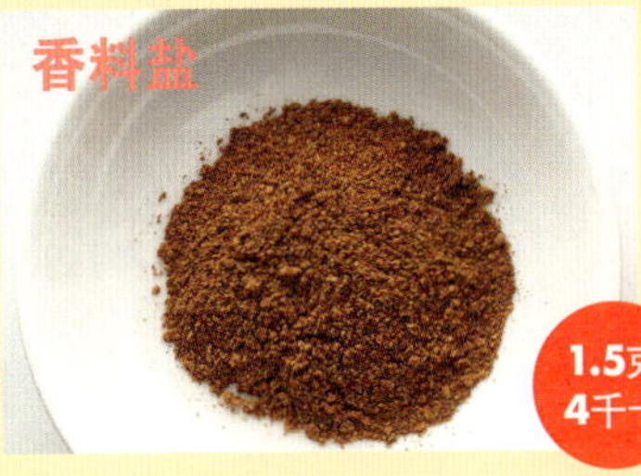

1.5克
4千卡

◎ 材料

盐……………………………一小撮
香料粉………………… 1/4茶匙
肉桂粉………………… 1/4茶匙

汤汁盐

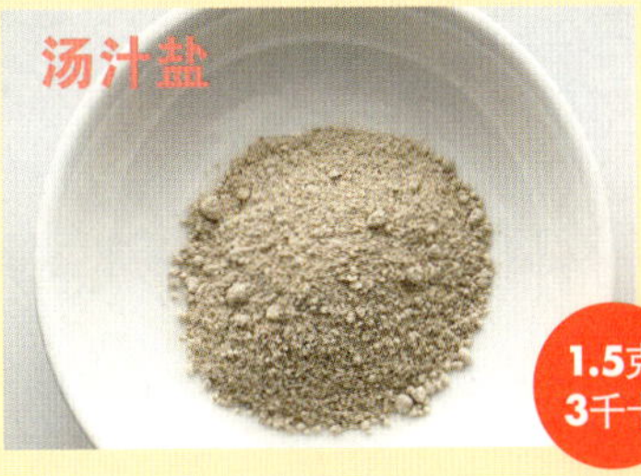

1.5克
3千卡

◎ 材料

盐……………………………一小撮
小鳁鱼（粉末）…… 1/4茶匙
干香菇（粉末）…… 1/4茶匙

蒜盐

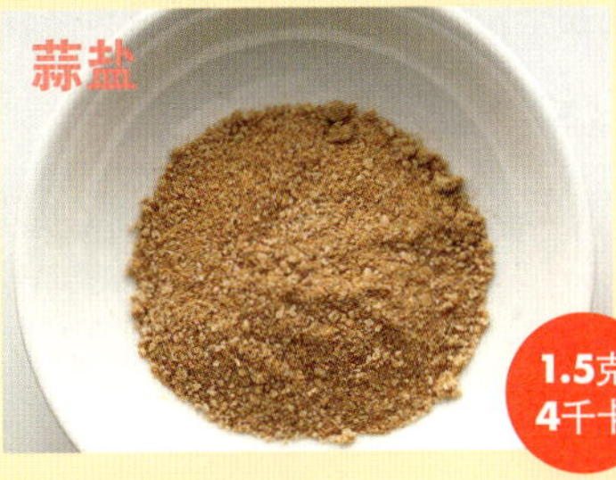

1.5克
4千卡

◎ 材料

盐……………………………一小撮
蒜粉 ……………………1/2茶匙

咖喱盐

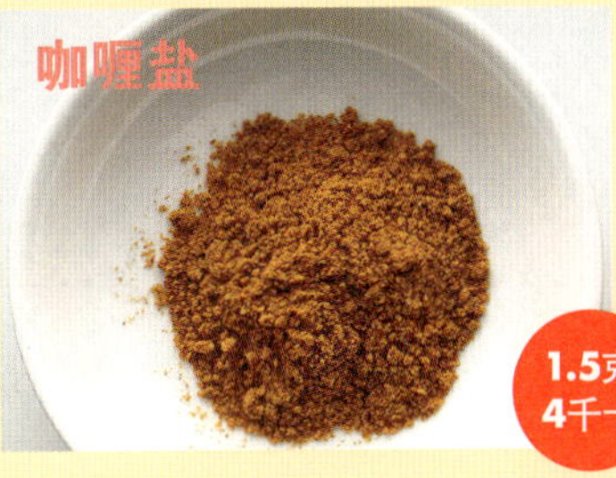

1.5克
4千卡

◎ 材料

盐……………………………一小撮
咖喱粉…………………1/2茶匙

巧食含盐高的食物

◉将含盐较高的食物作为调料使用

没必要舍弃爱吃的食物，只需一点小窍门，就可以健康进食

有些人为了减盐，就勉强自己远离一直喜爱的浓重口味饮食，久而久之，就开始觉得有些压力了。当然，要达到降血压的目的，就必须减少盐的摄入。但若因此强迫自己去吃那些本不喜欢的清淡饮食而最终导致压力的话，就得不偿失了。因为压力也是引起高血压的原因之一。

要想做到没有压力轻轻松松降压，首先不要勉强自己戒掉喜爱的食物，而是在食物的食用方法上想办法。比如减少食物的摄入量。即使是本身盐分较高的食物，一旦摄入量减少，盐的摄入也会得到相应控制。

将盐分高的食物当作调料使用

可以将盐分高的食物作为调味料来使用。例如将培根、火腿、鱼卷等盐分高的食物放到沙拉、凉拌菜、炒菜、炒饭、汤等食物中，你会发现即使不用酱油和盐，同样可以做到味道浓郁，而且还能吃到自己喜欢的食物，可谓一举两得。

海鱼含钠较高

一般来说，盐分的高低是由含钠量多少决定的。有些食物本身虽然含有较高的钠，却没有太重的咸味，因此人们很容易忽略其所含的盐分。

尤其是深海鱼，其体内含有高浓度的钠。这是由其维持生命的生理构造所决定的。因此，在食用海鱼的时候，不要过多使用酱油和盐，以防盐分摄取过量。

相反，河鱼的含钠量要比海鱼低。肉和蛋等食物所含的钠也远远低于海鱼。

相关阅读页➡P9、P64

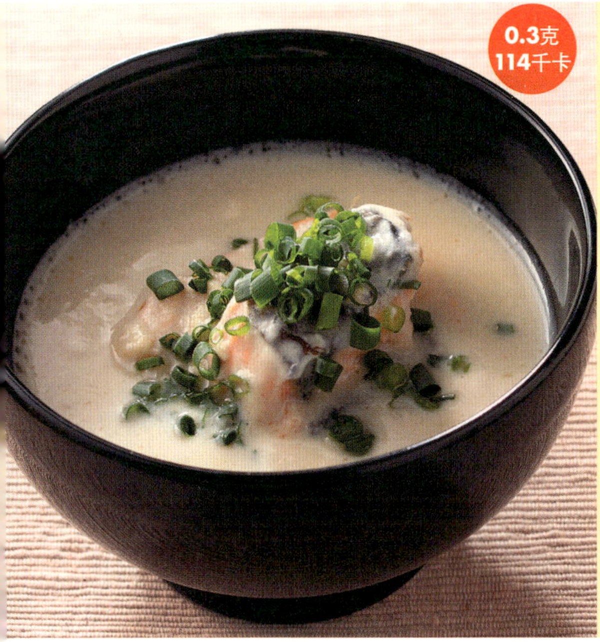

0.3克
114千卡

鲑鱼酒糟汤

◎ 材料（2人份）

鲑鱼 ……………………… 80克（1块）
鲣鱼海带汤 ………………… 350毫升
酒糟 ……………………………… 50克
葱 ………………………………… 适量

◎ 做法

①将鲑鱼煎烤后分成六等份。

②将葱切成葱花。

③把煎好的鲑鱼和鲣鱼海带汤放入锅里煮，煮开后放入酒糟，煮至酒糟化入汤里，再煮沸。

④盛入碗中，将葱点缀于其上。

汤煮熏肉萝卜

◎ 材料（2人份）

培根 ……………… 15克（2块）
萝卜 ……… 200克（4厘米长）
青菜 …………… 100克（1棵）
鲣鱼海带汤 ………… 200毫升
胡椒面 ………………………… 少许

◎ 做法

①培根切成薄片，萝卜切成厚圆块。

②青菜切为两段。

③把培根、萝卜和鲣鱼海带汤放入锅内，用小火将萝卜煮到松软为止。

④在锅内放入青菜，煮到青菜变软后关火装盘，撒上胡椒面。

0.5克
86千卡

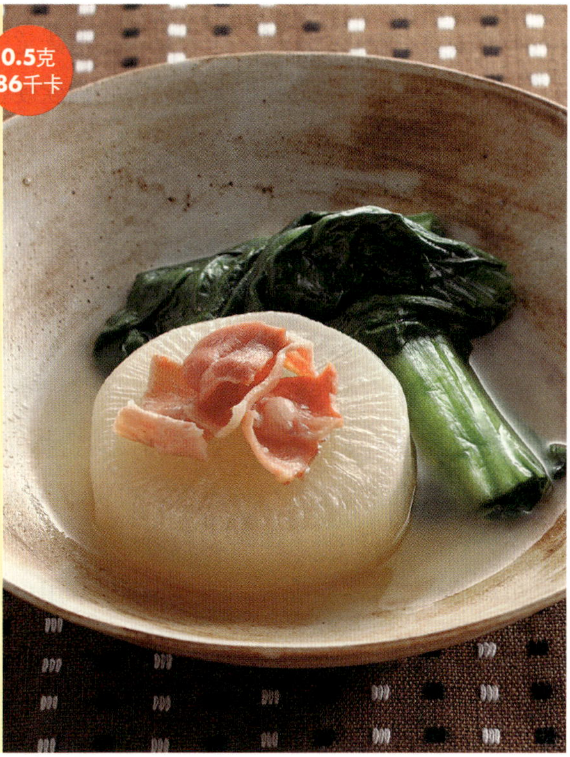

保留食物香味和美味的窍门

◉靠五感感知食物的美味

人的五感和饮食关系密切

人所具备的五感（味觉、视觉、听觉、触觉、嗅觉）中，与饮食关系最密切的要数味觉。但食物好吃还是难吃，除了味觉，也受其他四感的影响。比如视觉所捕捉到的“好品相”、听觉所捕捉到的烹饪时的“锅碗瓢盆交响曲”和他人津津有味的吃饭声等，都会勾起人的食欲。

除视觉和听觉外，嗅觉在饮食中的作用也不容小觑。不同的食物有着不同的香味，这些香味能够刺激我们的嗅觉神经，进而勾起我们的食欲。当我们闻到一股诱人的食物香味时，往往会不由自主地产生想要品尝的冲动。甚至在某些情况下，嗅觉对于食物味道的感知比味觉还要重要。如果我们捂住鼻子品尝食物，几乎会感觉不到什么味道，这就是嗅觉对味觉的重要影响。

另外，触觉可以帮助人感觉食物的软硬程度和状态。

保留食物香味和美味的窍门

食物的香味也是味觉的一种，即便是清淡的食物也会因此而变得美味。

香味主要是通过刺激五感中的嗅觉感知到的。大多时候我们都是在舌头未尝到味道之前，通过嗅觉感知到的香味来对食物美味与否下判断。

由于香味有挥发性，所以做好的食物不宜放太久。那么，怎样才能做到既保留食物散发出来的香味，又能品尝到食物的美味呢？其实方法很简单。例如，想让肉和鱼里散发出柠檬的香气，可以事先将柠檬准备好，食用前再挤出柠檬汁放入鱼和肉中。另外，某些调料可以自己动手去做或者调配，这样一来，不但能够更好地感知食物的香味，还能有一份享用美食的好心情。

相关阅读页➡P92

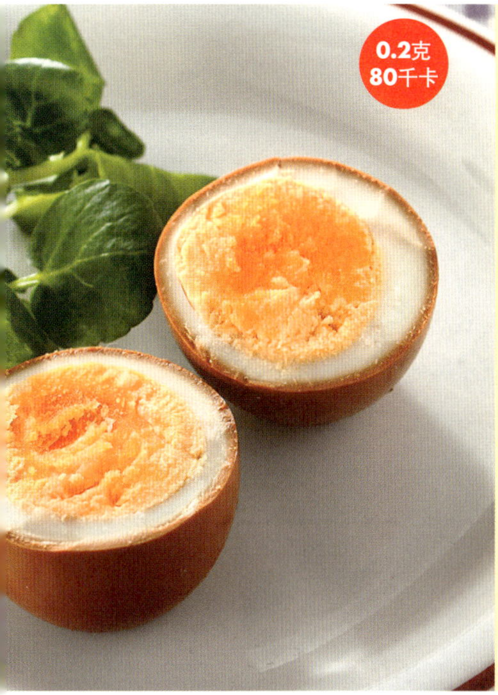

熏制鸡蛋

◎ **材料（2人份）**

鸡蛋……………………2个
醋……………………1大茶匙
水芹……………………适量
木屑……………………适量

◎ **做法**

①将鸡蛋从冰箱取出放至常温。

②锅里放入鸡蛋和醋，加水至浸没鸡蛋，用中火煮10分钟，取出后剥壳。

③找一个大一点的锅，里面铺上铝箔，再铺上木屑，把煮好的鸡蛋放到一个可以加热的竹制容器上，再放入锅内，盖上盖子，用小火煮。

④约煮20分钟，鸡蛋变成茶色，取出来切成两半。

⑤装盘，用水芹装饰。

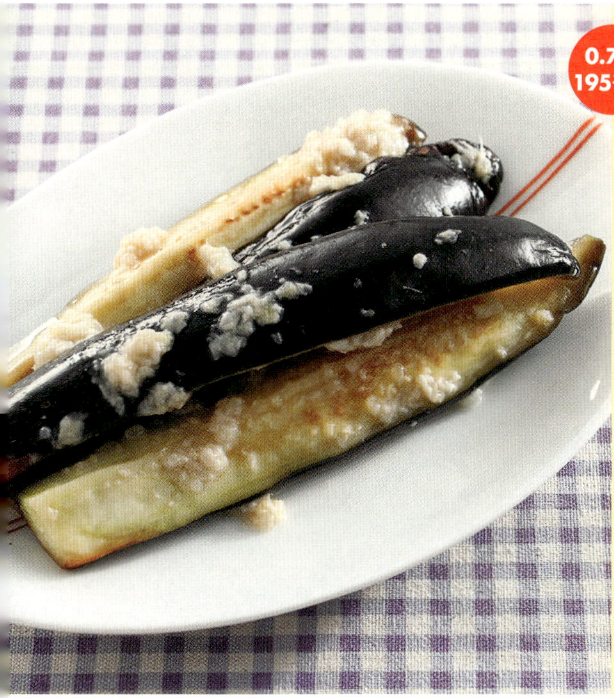

米曲腌茄子

◎ **材料（2人份）**

茄子……………………200克（2根）
生姜……………………10克（2块）
米曲……………………60克
水……………………50毫升
盐……………………一小撮

◎ **做法**

①茄子切成长条，生姜捣碎。

②在电饭锅内放入米曲和水，保温一个小时。

③把盐、茄子、生姜放入塑料袋内，轻轻揉搓。

④将揉搓好的茄子和生姜放入电饭锅内，放置一晚即可。

巧用香料

◉香料是减盐的好帮手

香料以其丰富的味道为减盐帮忙

具有丰富味道的香料是减盐的好帮手。一说起香料，大家都会想到咖喱粉和胡椒等，其实，大蒜、生姜、葱等也可以作为香料使用。

香料独有的香味与传统的咸味、甜味、酸味、鲜味、苦味有所不同，香料可以提升上述各种味道。另外，大多数香料含有香味和辣味等特殊成分，有抗氧化等多种功效。

香料不仅可以减盐，还有减糖作用

由于香料可与多种味道搭调，所以即使食物原有的味道较淡，也可以通过香料达到口感浓郁的效果。

此外，某些香料自身还带有甜味，这样在做甜品或某些菜品时可以减少糖的使用，从而起到一定的减低热量的效果。

“混搭”可使食物味道更丰富

往甜食里加点盐，会使甜味更甜。除了甜味和咸味的组合外，还可将甜味与酸味、甜味与苦味、酸味与鲜味等搭配。

减盐时可通过别的口味来补足咸味。人们通常认为浓郁的味道指的就是咸味，其实在百味中不只有咸味一种味道，还有甜味、酸味、鲜味、苦味、辣味等，将这些口味组合起来，品尝百味才是食中之道。

相关阅读页➡P86、P106

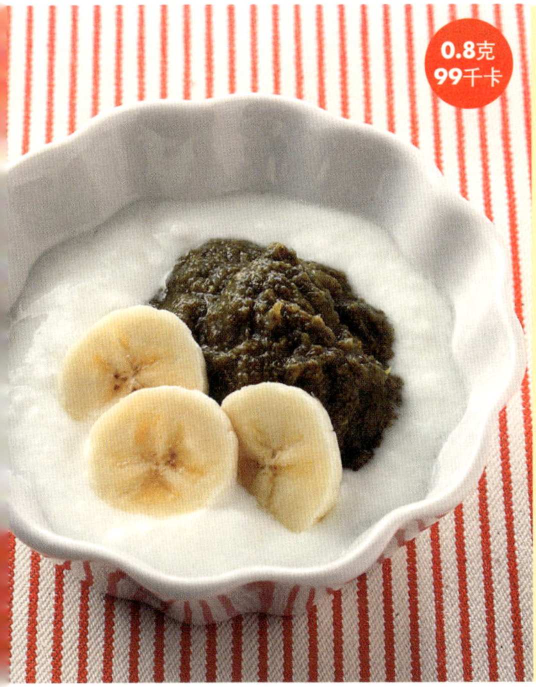

小松菜香蕉拌酸奶

0.8克
99千卡

◎ **材料（2人份）**

香蕉	50克（半根）
小松菜	70克（2棵）
柠檬汁	1大茶匙
格拉姆马沙拉	2小茶匙
盐	一小撮
酸奶	200克

◎ **做法**

①把部分香蕉去皮后切成圆块，留做装饰用。

②把小松菜的根部和剩余的香蕉放入搅拌机里搅拌。

③将搅拌好的小松菜根和香蕉放到锅里煮，煮开后加入格拉姆马沙拉和盐搅拌。

④将酸奶倒入碗内，再把③倒在酸奶上，最后点缀上香蕉即可。

调味饺子

0.3克
374千卡

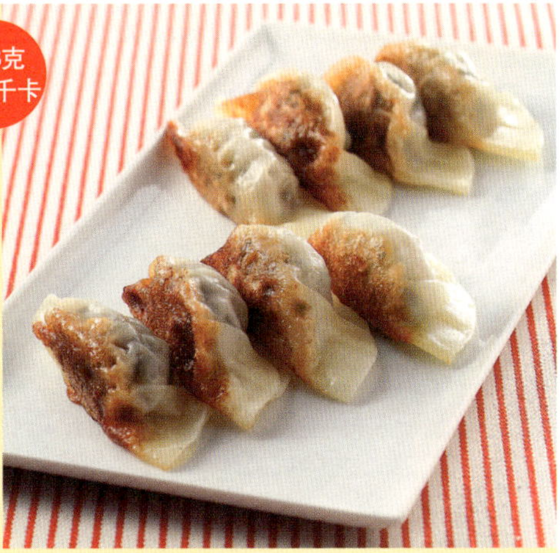

◎ **材料（2人份）**

碎肉	80克
韭菜	30克
大蒜、生姜	各5克
辣椒油	4～5滴
五香粉	1小茶匙
盐	少许
饺子皮	16个
淀粉、水	各1小茶匙
芝麻油	2大茶匙

◎ **做法**

①将韭菜切碎，大蒜和生姜捣碎。

②把碎肉、韭菜、大蒜、生姜、辣椒油、五香粉、盐放入碗内，搅拌成馅。

③用水将淀粉化开，擦在饺子皮的外沿，把搅拌好的馅用饺子皮包好。

④在锅内倒入芝麻油，将包好的饺子放入锅内煎，煎好后装盘。

调理方法

巧食酸味食物

◉酸味可使食物变得更美味

用酸味补充食物味道的不足

盐分一旦减少，食物就会变得淡而无味，此时可借助酸味、鲜味、辣味等来补充味道的不足。其中常以酸味作为咸味的补充。借助醋（醋也含盐）等酸味可使食物味道浓缩，增加人对食物的满足感。

另外，将酸味与鲜味、酸味与甜味搭配在一起，可以达到减盐的效果。

多吃含酸味的食材

很多食材是酸味的，且其酸味各有不同。除了各种醋、柠檬、柚子等食物外，酸奶和梅干也属于酸味食品。但梅干含盐量较高，要适量食用。

家中可常备一些酸味食品，使其成为减盐生活中强有力的后备军。此外，也可将某些蔬菜或水果通过发酵等方法做成酸味食品。

此外，将米醋与果汁、酸奶与果汁等组合也可以增加食物的美味。

相关阅读页➡P64

常见的几种醋

米醋

酸味醇厚，略带甜味，适用于蘸食或炒菜。

黑醋

风味独特，适用于炒菜、炖肉等，使用时放入少量即可。

苹果醋

含糖分较多，有股独特的清香，适合调制饮料、沙拉等。

香醋

香味浓郁，酸甜不涩，适合拌菜、蘸食。

酸辣汤面

1.6克
473千卡

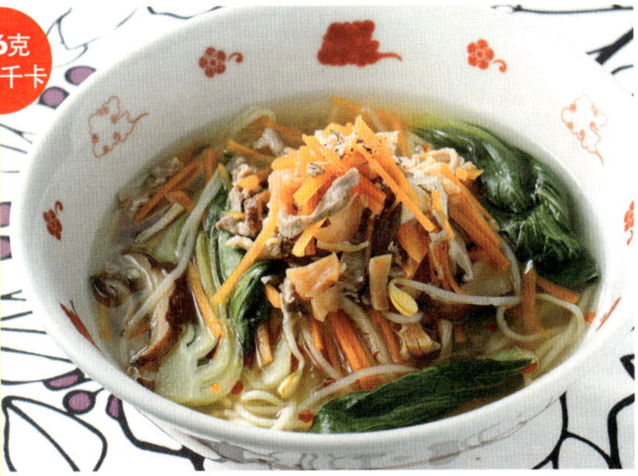

◎ 材料（2人份）

面条……………400克（2份）

猪腿肉、大蒜、豆芽… 各50克

胡萝卜……………5克（1块）

青菜…………100克（1把）

香菇干……………………10克

干贝………………………15克

水……………………600毫升

黑醋………………1大茶匙

浓味酱油……………1/2茶匙

胡椒………………………少许

淀粉、水…………各1大茶匙

辣椒油………………2小茶匙

◎ 做法

①面条煮熟后过水，放入碗内。

②将猪肉、大蒜切碎，胡萝卜切成丝。

③将青菜的菜叶和菜根分开，将菜根切成细丝。

④把香菇干、干贝用水泡开，然后把香菇干切成细丝，去除干贝上的老筋，再把二者放入锅内。

⑤把猪肉末、大蒜末、胡萝卜丝放入锅里煮，煮开之后将汤渣捞去，放入青菜叶、青菜丝、黑醋、酱油，再煮沸。

⑥用水将淀粉化开倒入锅内勾芡，然后起锅，倒入放有面条的碗内，浇上辣椒油即可。

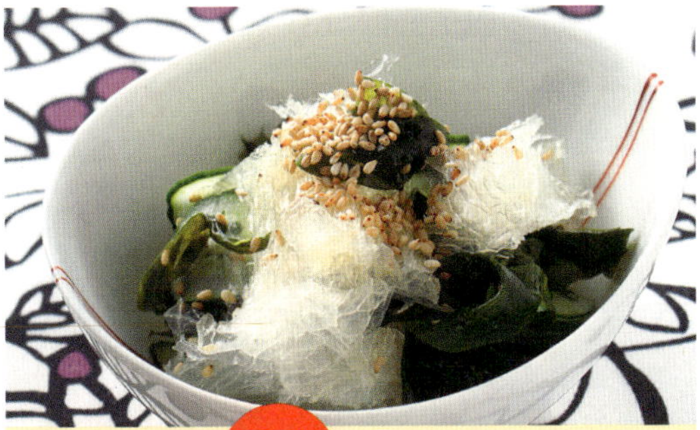

凉拌海藻

0.5克
87千卡

◎ 材料（2人份）

琼脂棒……………………8克（1根）

裙带菜（干）……………………2克

黄瓜…………………100克（1根）

砂糖、柠檬汁…………各1小茶匙

醋、芝麻油……………各1大茶匙

浓味酱油………………1/2茶匙

白芝麻……………………适量

◎ 做法

①将琼脂略微撕一下，与裙带菜一起用水浸泡，然后把水沥干。

②黄瓜切成丁。

③把砂糖、柠檬汁、醋、芝麻油、酱油倒入碗内搅拌，再加入琼脂、裙带菜、黄瓜丁一起凉拌。

④装盘，撒上白芝麻。

调理方法

增加鲜味可使食物更美味

◉保留食物的鲜味可增加食物带来的满足感

鲜味的三大主要成分

巧用鲜味，可使食物的味道变得浓郁丰厚，更加美味。高血压患者可以充分利用食物独特的鲜味，以补充减盐所带来的味觉不足。

鲜味的主要成分有氨基酸、核酸、有机酸等，多分布于蛋白质丰富的食物中。

氨基酸

氨基酸是构成蛋白质的基本单位，以谷氨酸和天门冬氨酸为代表，谷氨酸多分布于植物蛋白中，尤其是麦类的麸蛋白中。

核酸

核苷酸是组成核酸的基本单位。代表性的有肌苷酸和鸟苷酸，肌苷酸是一种重要的核苷酸，它多分布于鲣鱼和小沙丁鱼干等海洋鱼类中。鸟苷酸则多分布于香菇等食用菌类中。

有机酸

有机酸是一种具有酸性的有机化合物，其中与食物鲜味有关的成分叫琥珀酸，多分布于贝类中。

增加鲜味可使食物更美味

随着食物的成熟，鲜味也会增加。举例来说，番茄熟至红透时，其所含的谷氨酸会增加。奶酪和生火腿也是，随着发酵成熟，蛋白质分解，谷氨酸等氨基酸得以增加，鲜味也随之增加。另外，将多种食物搭配使用其鲜味会更好。

善于利用汤汁可增加食物的鲜味，味道也会变得浓郁，所以即使盐分较少也不会影响食物的美味。做汤汁的时候，把水的比例减少，就可增加浓郁的味道。不同的汤汁具有不同的风味和口感，通过巧妙地组合和搭配，可以为食物增添更多的层次感和风味变化。

相关阅读页➡P64

自制美味汤汁

鲣鱼汤

◎ **材料（2杯）**

鲣鱼干…………40克

水……………400毫升

◎ **做法**

①把水煮开。

②放入鲣鱼干，煮开后关火。

③用布过滤取汁。

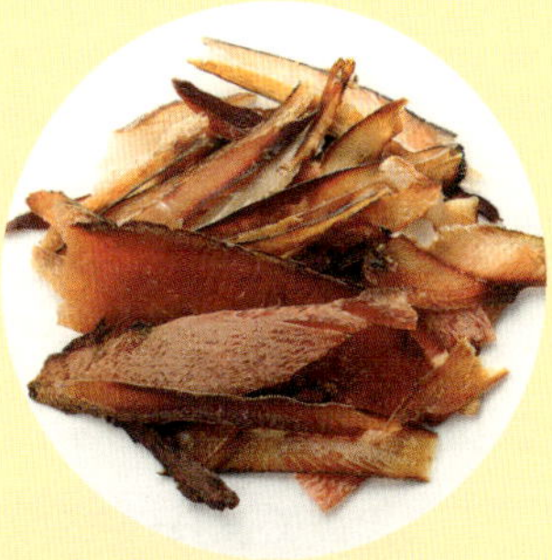

香菇汤（泡发汁）

◎ **材料（2杯）**

干香菇…………30克

水……………400毫升

◎ **做法**

①把干香菇洗净。

②将干香菇放入碗内，用水浸泡至松软。

干贝汤

◎ **材料（2杯）**

干贝……………30克

水……………400毫升

◎ **做法**

①把干贝洗净。

②将干贝放入碗里，用水浸泡至松软。

海带汤

◎ **材料（2杯）**

海带（20厘米×15厘米）……………一段

水……………400毫升

◎ **做法**

①将海带洗净，切成段。

②把水和切好的海带放入锅里，浸泡10~20分钟（也可浸泡一晚）。

③开火煮，煮沸前关火，将海带取出。

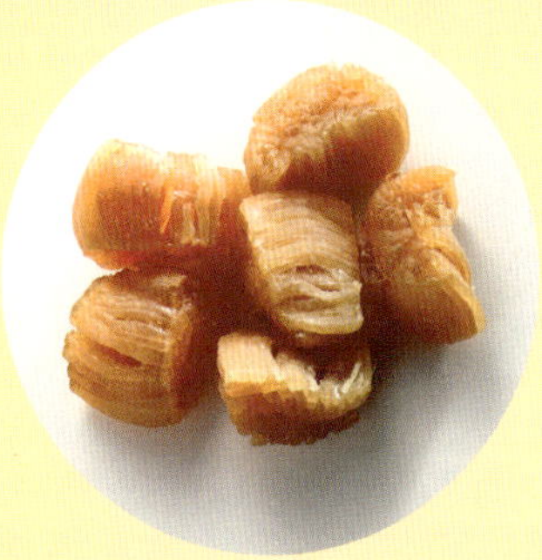

小杂鱼干汤

◎ **材料（2杯）**

小杂鱼干………30克

水……………400毫升

◎ **做法**

①去掉杂鱼干的头。

②把杂鱼干放入锅内，加水浸泡10~20分钟（也可浸泡一晚）。

③开大火煮，煮开后调小火再煮3分钟左右关火，用布过滤取汁。

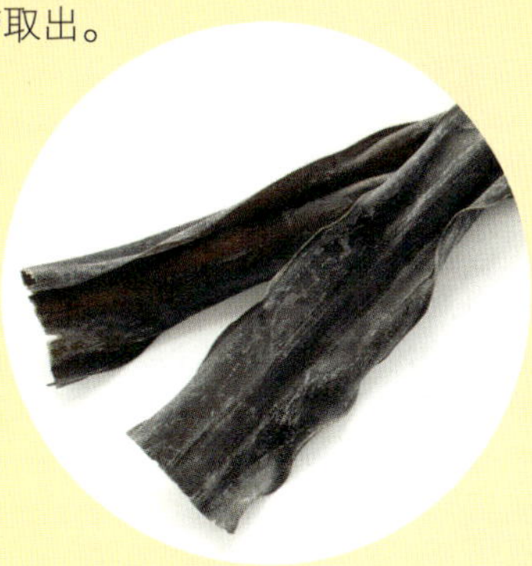

营养素 K Mg

含钾多的蔬菜有助于降血压

◉钾是帮助降血压的矿物质

钾有助于降血压

人体内的体液可分为细胞外液和细胞内液。钠主要存在于细胞外液中，钾大部分存在于细胞内液中。细胞具有将细胞内的钠排出细胞外，将细胞外的钾吸入细胞内的功能。保持细胞内的高钾低钠状态对维持生命来说是不可或缺的。钠和钾相互协调，可保持横纹肌和心肌等肌肉和神经的正常运转。普遍认为，钾对高血压有一定的防治作用。

钾影响肌肉的正常功能，缺钾会导致肌肉无力，严重时出现肌肉抽搐和瘫痪；钾参与能量代谢，缺钾会引起全身乏力和疲劳感。

补钾有讲究

钾是一种矿物质，多分布于绿色蔬菜、黄色蔬菜、淡色蔬菜和海藻类中。钾的耐热性较高，但水煮时却会溶解在水里。如果只吃菜而把汤汁倒掉，菜里所含的钾也会随之流失。所以建议保留菜里的汤汁，并加以利用，以补充钾的不足。

相关阅读页➡P78、P80

富含钾的食物

食物（一餐的量）	热量（千卡）	盐（克）	钾（毫克）
菠菜（80克，半把）	16	0	552
茼蒿（70克，3~4棵）	15	0.1	332
鳄梨（100克，1个）	187	0	720
芋头（60克）	39	0	258
土豆（80克，1个）	61	0	328
生裙带菜（15克）	2	0.2	110

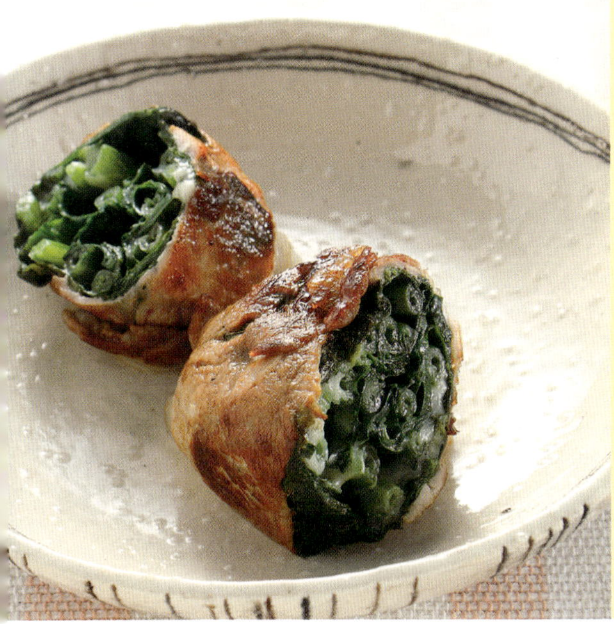

猪肉菠菜卷 0.5克 198千卡

◎ 材料（2人份）

猪里脊肉…………40克（2块）
菠菜 …………80克（3~4棵）
奶酪 ……………………………30克
绍兴酒（可用甜料酒代替）
…………………………2大茶匙

◎ 做法

①将菠菜切成段。

②将猪里脊肉平铺，把菠菜和奶酪放在上面，卷成肉卷。

③将锅烧热，放入卷好的肉卷，淋上绍兴酒，然后开始煎。

④煎熟后取出，切成两半装盘。

茼蒿山药琼脂汤 0.2克 46千卡

◎ 材料（2人份）

茼蒿 …………………60克（4~5棵）
小番茄 ………………… 15克（1个）
芋头 …………60克（约10厘米长）
醋…………………………… 1大茶匙
生姜汁 ………………………1小匙
鸡汁 ………………………300毫升
琼脂粉 ……………………………4克

◎ 做法

①茼蒿用开水焯一下，然后切成段。

②将小番茄切成四块，芋头切碎蘸醋，然后沥干。

③将鸡汁倒入锅内，煮开后放入茼蒿，煮软后取出。

④将琼脂粉放进鸡汁内煮化，再放入生姜汁。

⑤把②和③装盘，倒入④后放进冰箱冷藏。

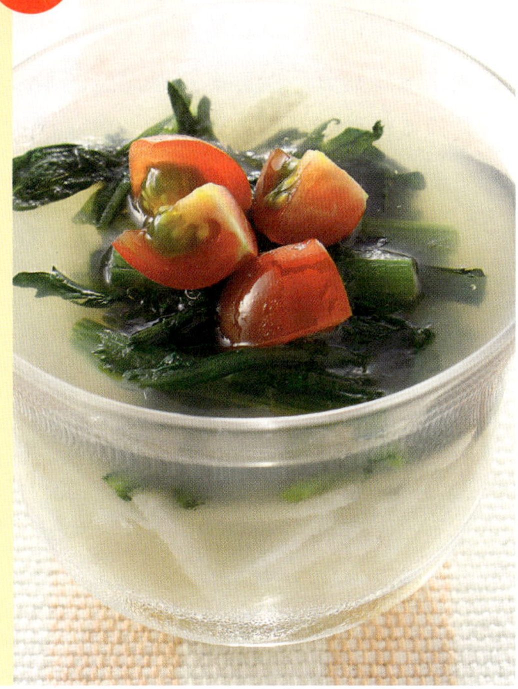

营养素 K Mg

多吃海藻有助于降血压

◉海藻酸可阻碍钠的吸收

海藻酸可降压

海藻酸是褐藻类的独有成分，它是一种水溶性膳食纤维，其口感黏滑，多分布于裙带菜、海带和羊栖菜中。

海藻酸与钾本是紧密结合在一起的，一旦进入胃，海藻酸就被独立分解出来。钾被人体所吸收，而海藻酸则单独经胃到肠，然后在肠内与多余的钠结合，再一起被人体排出。所以，海藻酸可阻碍钠的吸收，有助于降血压。

另外，海藻酸可刺激肠道蠕动，对便秘有一定的缓解作用。

巧食海藻酸

由于海藻酸具有水溶性，所以泡发干制裙带菜的水中也含有一定的海藻酸。因此，可用泡裙带菜的水做汤。由于海藻含盐较高，人们常将其进行长时间的浸泡来减少盐分。但考虑到海藻酸的水溶性，可以缩短浸泡时间，做菜时少放盐等其他调料。

另外，还可将海藻类食物做成沙拉或酸性食物，既爽口又让人胃口大开，同时还能摄取更多的海藻酸。

相关阅读页➡P64

富含海藻酸的食物

食物（一餐的量）	热量（千卡）	盐（克）
海带（10克）	14	0.7
海带粉（4克）	5	0.2
干羊栖菜（5克）	7	0.2
海苔（2克）	3	0.2
海蕴（50克）	2	0.1

海苔竹荚鱼丸饼

0.7克
102千卡

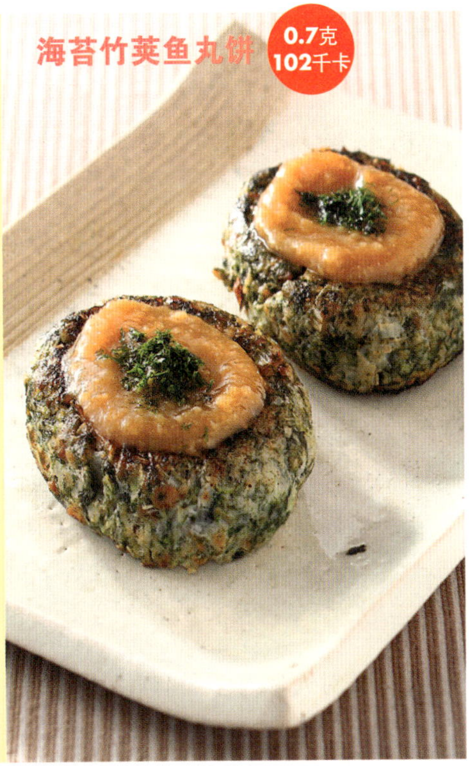

◎ **材料（2人份）**

竹荚鱼……………………150克（2条）
葱…………………………………………30克
生姜……………………………5克（1块）
海苔………………………………………1大匙
混合酱……………………………………1小匙
甜料酒……………………………………1小匙

◎ **做法**

①将竹荚鱼刮皮，去骨，切成碎末。葱切成碎末，姜捣碎。

②把鱼肉末、葱末、姜末和海苔放入碗里搅拌。

③把混合酱和甜料酒放入耐热容器中拌匀，然后放入微波炉加热30分钟。

④把搅拌好的鱼肉末做成饼状，用锅煎炸。

⑤装盘，将加热后的混合酱和甜料酒涂抹在鱼饼表面，撒上海苔即可。

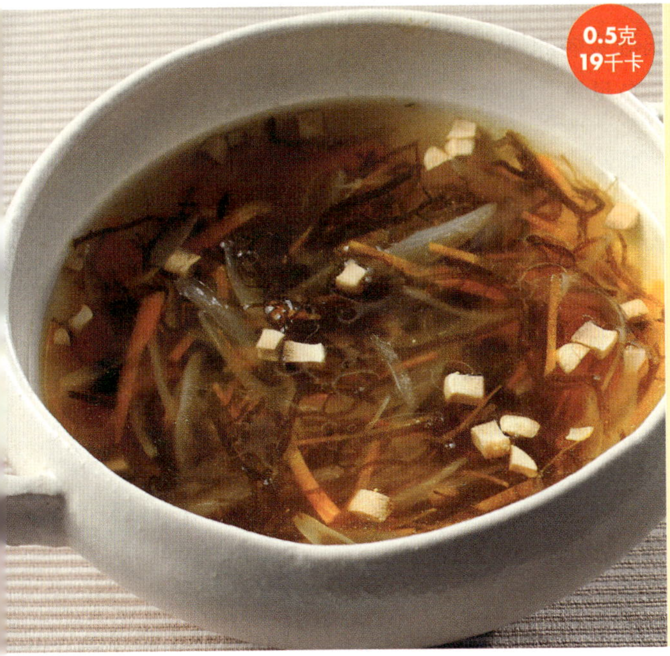

0.5克
19千卡

海藻汤

◎ **材料（2人份）**

洋葱………50克（1/4个）
胡萝卜……………………20克
蘑菇………………………15克
海藻（不调味）……100克
清炖肉汤……………1小匙
水…………………400毫升

◎ **做法**

①将洋葱和胡萝卜切成丝，蘑菇切成丁。

②锅内放入洋葱丝、胡萝卜丝、蘑菇丁、肉汤和水，用小火煮。

③放入海藻，煮开后装盘。

镁有降压防便秘等多种功效

◉非精加工食物里含有丰富的镁

镁有多种功效

镁是一种矿物质，是构成骨骼和牙齿的必备元素，它与钾和磷一起构成骨骼。镁还与细胞内的蛋白质合成及能量的新陈代谢有关，能够保护胰岛β细胞的功能，保持血糖稳定。镁储存在骨骼里，当血液浓度下降时，镁会与钙置换，从骨骼中流失。另外，镁还能防止细胞外的某种钙质因某种原因被过度吸收到细胞内，进而抑制血管收缩，控制血压上升。

坚果和鱼类含镁较多

镁对人体有多种作用，所以一旦摄入不足，人体状态就会变差。另外，压力、疲劳、睡眠不足、饮酒等不良行为容易使镁大量消耗。尤其是消化道的镁一旦不足，会引起肠道麻痹，这也是引起便秘的原因。如果长时间镁摄入不足，引起骨质疏松症、心脏病、糖尿病等疾病的风险也会增加。

镁多分布于杏仁等果实类、鱼贝类、海藻类、蔬菜及豆类中。

相关阅读页➡P134

（富含镁的食物）

食物（一餐的量）	热量（千卡）	盐（克）	镁（毫克）
糙米饭（150克，1碗）	248	0	74
杏仁（20克）	120	0	62
豆腐（100克，1/3块）	59	0	62
纳豆（50克，1盒）	100	0	50
菠菜（80克，1/3把）	16	0	55
羊栖菜（5克）	7	0.2	31

青豆拌芝麻

0.1克
140千卡

◎ 材料（2人份）

青豆（带豆荚）…………… 100克
白芝麻 ………………………2小匙
鲣鱼粉 ……………………… 1小匙
浓味酱油 ……………………1滴

◎ 做法

①将青豆用水煮熟后剥去豆荚。

②把一小匙白芝麻放入研钵研碎，加入另一小匙白芝麻、鲣鱼粉和酱油拌匀。

③把①放入②中拌好，装盘。

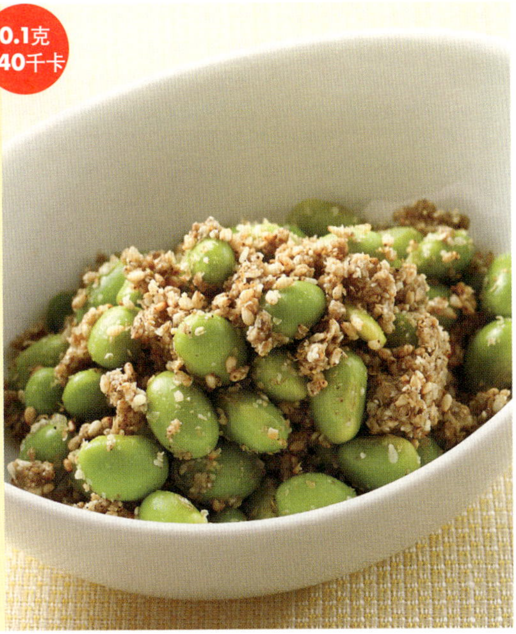

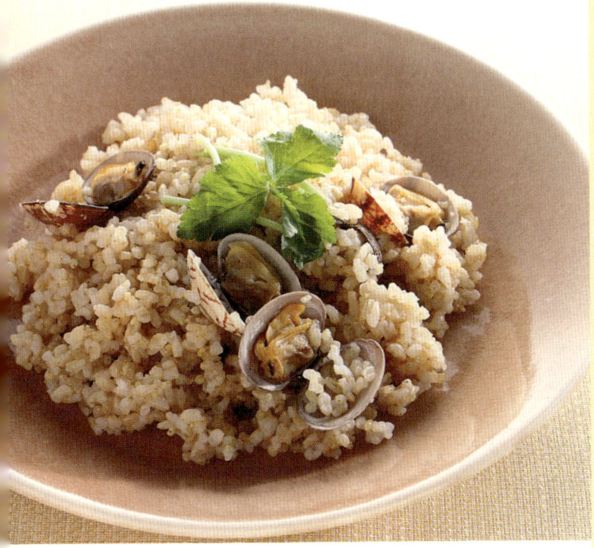

粗粮蛤仔饭

0.8克
362千卡

◎ 材料（2人份）

蛤仔（带壳）……… 10克（16个）
糙米 ………………… 180克（1盒）
雁来红 ………………………… 10克
糯米 …………………………… 10克
水 ……………………………300毫升
海带 …… 一段（约3厘米×3厘米）
鸭儿芹 ………………………… 适量

◎ 做法

①将蛤仔洗净。糙米、雁来红和糯米洗净后把水分沥干。

②把鸭儿芹切成适合入口的长度。

③电饭锅里放入蛤仔、糙米、雁来红、糯米、海带和水，开火煮。

④煮好后装盘，点缀上鸭儿芹。

鱼和贝类中的牛磺酸可降血压

◉墨鱼和章鱼中含有丰富的牛磺酸

牛磺酸对人体益处多

牛磺酸是氨基酸的一种，是在蛋白质分解过程中产生的，主要分布于鱼类、贝类中，尤其是墨鱼和章鱼等软体动物里。

人体内除肝脏外，心脏、肌肉、视网膜等处都含有牛磺酸，母乳中也含有丰富的牛磺酸。牛磺酸对胎儿的大脑、神经和视网膜的发育十分重要。

此外，牛磺酸还有促进肝脏排毒，提高心脏功能以及改善视力的作用。

牛磺酸虽有助于降压，但不可过量摄入

当人精神压力较大时，体内的儿茶酚胺分泌增加，交感神经兴奋，容易导致血压升高。牛磺酸有减少儿茶酚胺分泌，缓解交感神经紧张，使血压下降的功效。有报告显示，对因心力衰竭而血压偏低的人，牛磺酸还有升压的作用。

由于富含牛磺酸的鱼类和贝类中胆固醇与钠的含量较高，所以要防止过量摄入。另外，尽量避免食用所谓的“牛磺酸配方”类药物。

相关阅读页➡P14、P148

富含牛磺酸的食物

食物（一餐的量）	热量（千卡）	盐（克）
墨鱼（80克，1/2杯）	53	0.5
章鱼（50克，1只）	38	0.4
虾（90克，3只）	63	0.3
鲷鱼（80克，1块）	155	0.1
扇贝（60克，4个）	43	0.5
鲣鱼（80克，刺身4~5块）	132	0.1

多葱海鲜煎饼

1.1克
245千卡

◎ 材料（2人份）

墨鱼……………………………80克
小虾（剥壳）………4克（20只）
白菜……………………………140克
葱………………………………30克
全麦粉…………………………50克
水………………………………50毫升
干香菇（粉末）…………1/2小匙
沙拉油…………………………1大匙
橙酸醋酱油……………………1大匙

◎ 做法

①将墨鱼切成角状，白菜切成细丝。

②将葱切碎。

③把全麦粉、香菇粉和水放入碗里搅拌，随后放入墨鱼、小虾、白菜丝一起拌匀。

④将沙拉油倒入锅中烧热，把③倒入锅内，做成饼状，但不要挤压面饼，然后进行两面煎烤。

⑤装盘后撒上葱末，浇上橙酸醋酱油即可。

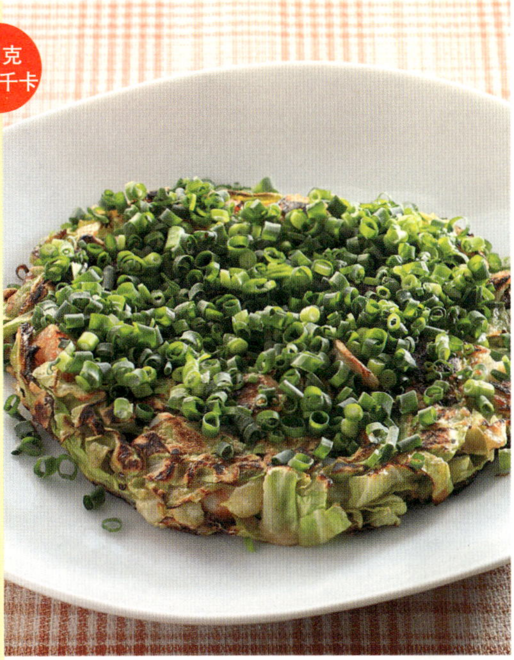

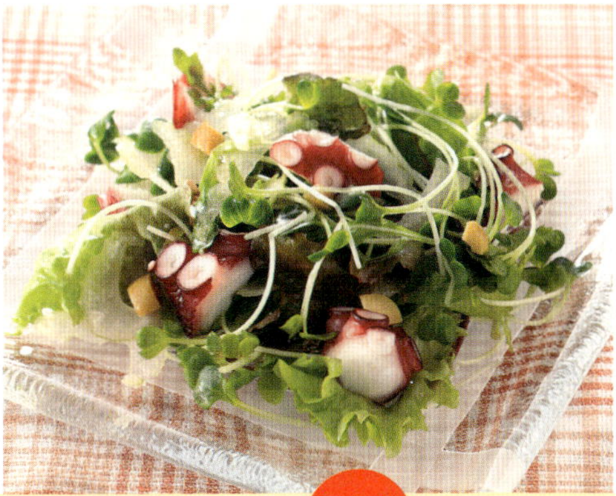

西芹章鱼拌沙拉

0.3克
96千卡

◎ 材料（2人份）

章鱼（水煮）…60克
西芹……………50克
萝卜……………40克
生菜……………40克
橄榄…5克（2个）
橄榄油………1大匙

◎ 做法

①将章鱼切成块，西芹切段，把萝卜根部切除，橄榄切成圆块。

②把章鱼块、西芹、萝卜、橄榄、生菜、橄榄油放入碗内拌匀后装盘。

营养素 K Mg

不饱和脂肪酸可预防动脉硬化

◉植物油和鱼类含不饱和脂肪酸较多

好脂肪可预防慢性病

脂肪酸是从日常饮食中摄取的脂肪的构成成分，分为饱和脂肪酸和不饱和脂肪酸。饱和脂肪酸多分布于肉类中，摄入过多会使体内胆固醇增加。而不饱和脂肪酸则多分布于植物油和鱼油中，具有降低低密度脂蛋白胆固醇及抑制血栓形成的作用，可预防心血管病、脑卒中等慢性疾病。不饱和脂肪酸中的二十碳五烯酸能够抑制血小板聚集，起到预防动脉硬化的作用，二十碳五烯酸和二十二碳六烯酸可起到抑制胆固醇合成，从而降低血液中胆固醇含量的作用。

防止多不饱和脂肪酸食物氧化

同时摄入多种多不饱和脂肪酸可起到加倍防止动脉硬化、预防慢性病的效果，建议以4：1的比例摄取n-6系列脂肪酸（主要存在于植物油中）和n-3系列脂肪酸（主要存在于鱼类中）。

多不饱和脂肪酸的最大缺点是容易变质。为了防止多不饱和脂肪酸变质，可以食用一些具有抗氧化作用的维生素如维生素C、维生素E以及β-胡萝卜素类食品。另外，含多不饱和脂肪酸的食物尽量密封保存。

相关阅读页➡P82

含有多不饱和脂肪酸的食物

食物（一餐的量）	热量（千卡）	盐（克）	多不饱和脂肪酸（克）
鲭鱼（80克，1块）	162	0.3	1.53
五条鰤（80克，1块）	206	0.1	2.98
胡桃（30克）	202	0	15.08
芝麻（9克，1大匙）	54	0	2.11
纳豆（50克，1盒）	100	0	2.70
鳄梨（100克，1个）	187	0	2.16

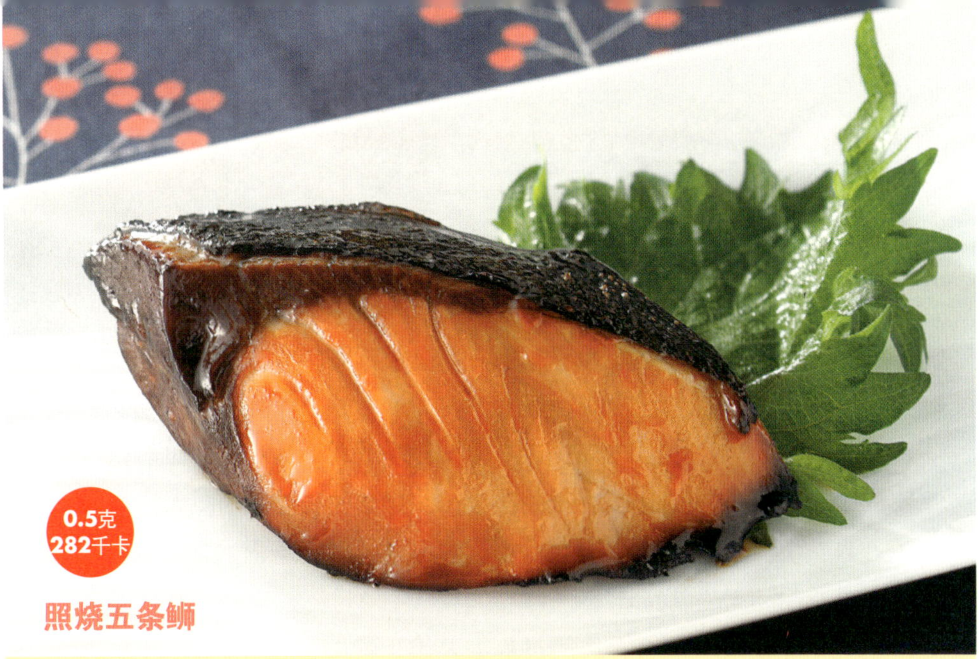

0.5克
282千卡

照烧五条鰤

◎ **材料（2人份）**

五条鰤…100克（2块）
甜料酒…………1大匙
大豆酱油………1小匙

◎ **做法**

①把五条鰤的水分沥干。

②把甜料酒和大豆酱油放一起搅拌均匀。

③把搅拌均匀的调料涂抹在五条鰤的表面，然后将其置于烤架上煎烤，熟透之后装盘。

鳄梨拌核桃

0.1克
215千卡

◎ **材料（2人份）**

鳄梨…100克（1个）
胡桃……………40克
奶酪粉………1大匙
柠檬汁………1小匙

◎ **做法**

①将鳄梨的皮和核去掉，竖切四块然后放平切成薄片。

②用研钵将胡桃粗粗研磨一下。

③把奶酪粉和柠檬汁放入研钵内搅拌，然后倒在鳄梨片上。

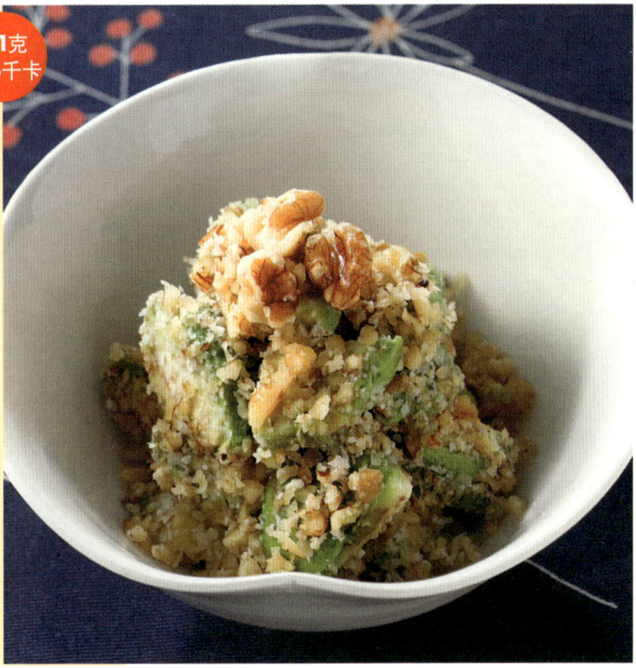

营养素之间有协同作用

◉维生素C可促进蛋白质合成

两种营养素叠加，效果倍增

蛋白质除了构成肌肉、内脏、皮肤、骨骼和头发外，其对血管和血管壁的健康也是必不可少的。蛋白质由20种氨基酸组成，其中有8种必需氨基酸无法在体内合成，所以在日常生活中要注意摄取这8种必需氨基酸。注意均衡饮食，除了鱼和肉，还要摄入乳制品和大豆制品。

另外，蛋白质分解再合成的过程需要维生素C参与，细胞间存在的胶原蛋白的制造也需要维生素C。维生素C一旦缺乏，就会使骨骼变脆易折，血管也容易受损。维生素C易溶于水，食物中的维生素C极易随时间和温度流失。所以，富含维生素C的食物尽量减少加热时间。

相关阅读页➡P71

富含蛋白质的食物

食物（一餐的量）	热量（千卡）	盐（克）	蛋白质（克）
鳕鱼（80克，1块）	62	0.2	14.1
金枪鱼（50克，4~5块刺身）	59	0.1	13.0
高野豆腐（17克，1块）	90	0.2	8.4
煮大豆（50克）	90	0	8.0
鸡蛋（50克，1个）	76	0.2	6.2

富含维生素C的食物

食物（一餐的量）	热量（千卡）	盐（克）	维生素C（毫克）
花椰菜（40克，1/6个）	13	0	48
苦瓜（40克，1/6根）	7	0	30
奇异果（80克，1个）	42	0	55
柿子（80克，1/2个）	48	0	56
土豆（80克，1个）	61	0	28

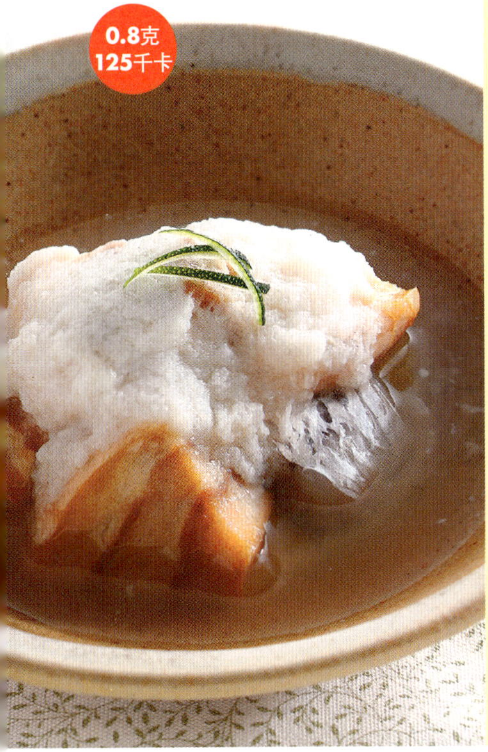

车轮圈面筋蒸芜菁

◎ 材料（2人份）

鳕鱼……40克（2块）
车轮圈面筋……15克（1块）
芜菁……80克（1小个）
蛋黄、蛋白……各1个
鲣鱼海带汤……200毫升
淡味酱油……1小匙
淀粉、水……各1大勺
酢橘皮……适量

◎ 做法

①将面筋用水泡开，切成八块，把水沥干后和蛋黄搅拌在一起。

②芜菁研碎，沥干水，与蛋白拌匀。

③把鳕鱼放入碗内，将搅拌好的面筋涂抹在鳕鱼表面，再浇上②，用锅蒸10～15分钟。

④把海带汤和酱油放入锅内煮开，用水把淀粉化开后勾芡。

⑤将④倒入蒸好的③中，用橘皮装饰。

花椰菜土豆焗烤

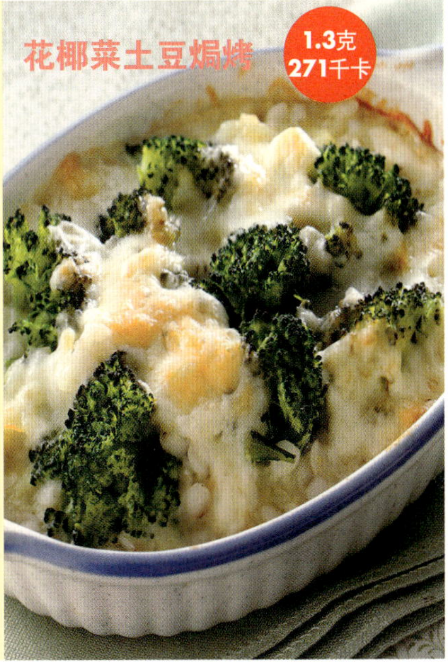

◎ 材料（2人份）

花椰菜……120克（1/2个）
土豆……160克（2个）
豆浆……100毫升
薏苡仁……60克
水……250毫升
盐……一小撮
奶酪……30克

◎ 做法

①将花椰菜切成小块，菜心部分切成角状。

②土豆去皮切成块，用开水煮（或放入微波炉加热4～5分钟）后捣烂，与豆浆混在一起。

③把薏苡仁、水和盐一起放入锅内煮。

④把上述所有食材放入耐热容器中，加入奶酪，用烤箱烤至表面微微发焦后取出装盘。

营养素 K Mg

适量补钙有助于降血压

◉从食物中适量摄入钙是非常重要的

缺钙会引起骨质疏松

钙是构成骨骼的重要物质。

如果日常饮食中钙摄入不足，导致血液中的钙含量持续下降，储存在骨骼中的钙就会逐渐溶入血中，以维持血液中钙浓度的平衡。如果这种状态持续下去，就会引发骨质疏松症。

血压上升与钙有关

当人体摄入钙不足时，可促使机体内的钙进入血管平滑肌内，引起细胞内钙浓度升高，血管就会收缩，血压上升。

此外，由于钙可增加钠的排出，故能减轻钠对血压的不利影响，从而有助于降血压。

相关阅读页➡P2、P6

富含钙的食物

食物（一餐的量）	热量（千卡）	盐（克）	钙（毫克）
牛奶（210克）	141	0.2	231
酸奶（无糖）（100克）	62	0.1	120
奶酪（15克）	51	0.4	95
小松菜（80克，1/4把）	11	0	136
虾干（5克，1个）	12	0.2	355
油炸豆腐（100克）	150	0	240

酸奶沙司意大利面

1.0克
497千卡

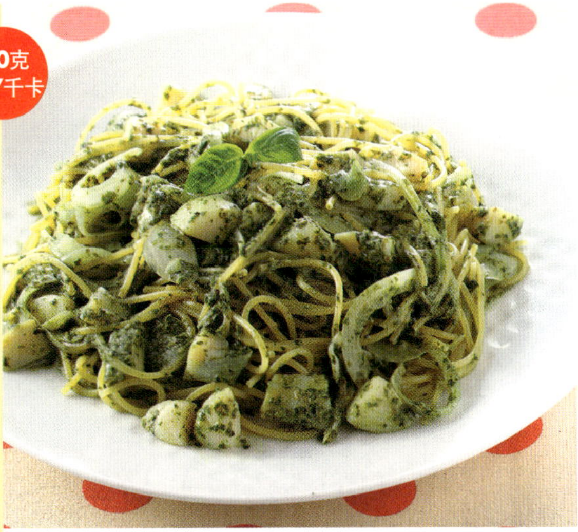

◎ 材料（2人份）

意大利面（干）………… 160克
干贝 ………………20克（8个）
洋葱 …………100克（半个）
罗勒叶 ……………………… 15克
酸奶（无糖）………… 120克
盐 ……………………… 一小撮
橄榄油 ………………… 1大匙

◎ 做法

①把干贝切成角状，洋葱切成薄片。

②意大利面用水煮开，不要放盐，然后过一遍冷水，把水分沥干。

③把罗勒叶和酸奶放入搅拌机里搅拌。

④将干贝和洋葱放入锅里炒熟，待冷却后，放入意大利面、罗勒叶和酸奶拌匀。

⑤装盘，点缀一点罗勒叶，再浇上橄榄油。

西芹甜点

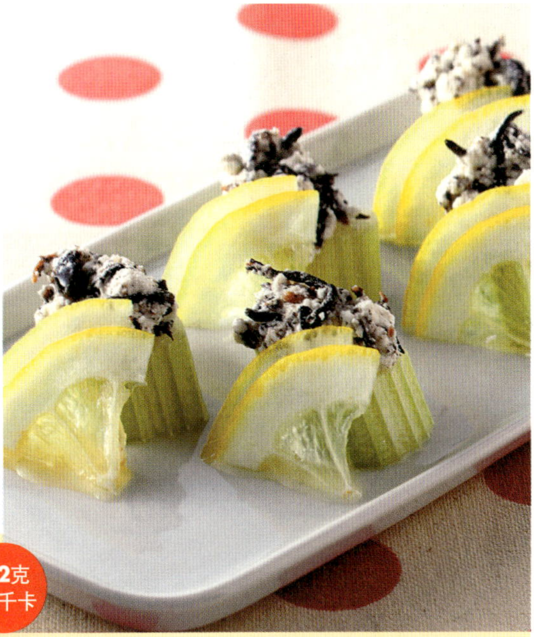

0.2克
45千卡

◎ 材料（2人份）

西芹 ………… 50克
羊栖菜（干）… 1克
干酪 ………… 30克
柠檬 ‥ 15克（1/8个）
蜂蜜 …………2小匙

◎ 做法

①将西芹切成斜段。

②用水将羊栖菜泡开，沥干水分，与干酪拌匀。

③柠檬切成小薄片。

④把②涂抹在①上装盘，装饰上③后再浇上蜂蜜。

营养素
K
Mg

多吃富含膳食纤维的食物

◉丰富的膳食纤维有排毒作用

水溶性膳食纤维有助于降血压、降血糖

膳食纤维被称作第六营养素，备受人们的关注，多分布于谷物、芋头、蔬菜、海藻和菌类中。膳食纤维属于碳水化合物，分为可溶于水的水溶性膳食纤维和不易溶于水的非水溶性膳食纤维。

水溶性膳食纤维多分布于海藻和水果中，它可以吸附钠，有促进排泄，增强肾功能的作用。另外，水溶性膳食纤维有减少钠吸收的作用，可降低血压。水溶性膳食纤维还可抑制小肠再度吸收胆固醇，使胆固醇保持在正常范围，从而防止动脉硬化。此外，水溶性膳食纤维还可抑制血糖急剧上升，预防糖尿病。

非水溶性膳食纤维在肠道健康与体重控制方面扮演着重要角色

非水溶性膳食纤维在肠内吸收水分后会膨胀，增加粪便量，从而刺激肠道，促进排便。非水溶性膳食纤维多分布于需要经过充分咀嚼才能吸收的根茎类蔬菜中。摄入量增多了，咀嚼次数自然增多，容易很快有饱腹感，可防止进食过多。

相关阅读页➡P64

富含膳食纤维的食物

食物（一餐的量）	热量（千卡）	盐（克）	膳食纤维（克）
糙米米饭（150克，1碗）	248	0	2.1
荞麦面（水煮）（200克，1块）	264	0	4.0
魔芋（100克）	5	0	2.2
南瓜（100克，1/8个）	91	0	3.5
牛蒡（50克，1/4根）	33	0	2.9
香菇（30克，2个）	5	0	1.1

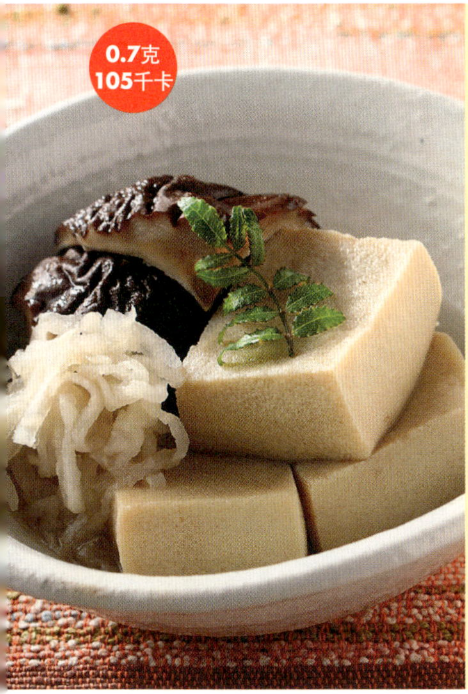

干货杂锅

◎ **材料（2人份）**

干香菇……25克
高野豆腐……20克
萝卜……8克
鲣鱼海带汤……200毫升
砂糖……1小匙
甜料酒……1小匙
淡味酱油……1小匙

◎ **做法**

①将干香菇、豆腐用水泡开，萝卜洗净，然后切成适宜入口大小。泡干香菇的水留着备用。

②把泡好的干香菇和香菇水、鲣鱼海带汤、砂糖、甜料酒、酱油放入锅内煮。

③煮开后，把切好的豆腐和萝卜放入锅内，用小火煮20～25分钟。

④装盘，用绿菜叶做点缀。

魔芋煮牛筋

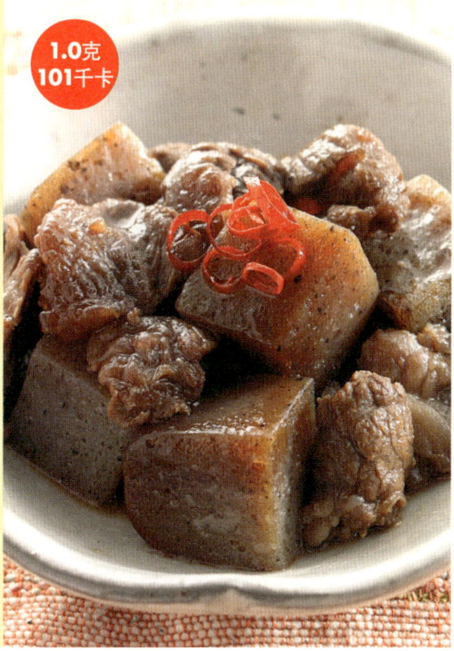

◎ **材料（2人份）**

牛筋肉……80克
魔芋……120克
生姜……10克（2块）
甜料酒、酒……各1大匙
浓味酱油……2小匙
水……150毫升
辣椒……少许

◎ **做法**

①将牛筋肉、魔芋切成适宜入口大小，然后用水煮，沥干水分。生姜切成碎末。辣椒切成细丝。

②用滚开的水煮牛筋肉，然后把水倒掉，若牛肉还不松软，便换2～3次水继续煮，直至牛肉松软为止。

③把煮软的牛肉、魔芋、姜末、甜料酒、酒、酱油和水放入锅内煮，汁收干后装盘，撒上辣椒丝即可。

营养素 K Mg

巧食富含抗氧化物的食物

◉抗氧化物可防衰老、防癌，预防动脉硬化

抗氧化物是防止活性酶氧化的健康物质

抗氧化物是目前备受人们关注的一种健康物质，它主要存在于食物的苦味、涩味、香味等成分中。常见的抗氧化物有类胡萝卜素、多元酚类、萜类化合物等。

活性酶能够使人体内的组织细胞氧化，引发多种问题，如衰老、动脉硬化、癌症等。抗氧化物可中和活性酶，防止组织细胞的氧化，使身体保持健康状态。

多摄取蔬菜和水果

抗氧化物中的糖苷，特别是荞麦面和橘子皮中所含的糖苷，因其独特的健康益处而备受关注。糖苷可以修复动脉硬化的血管，使血流通畅，从而达到降压效果。因为糖苷具有可溶性，水煮后会溶解在水中，所以荞麦面汤里也含有一定量的糖苷。此外，很多蔬菜和水果中都含有抗氧化物。同时摄取多种抗氧化物比摄取单一的抗氧化物更有效，因此建议平时尽可能摄取多种蔬果。

大多数抗氧化物在受到高温处理时，抗氧化能力会降低或丧失。为了最大化地保留抗氧化物的功效，通常建议生吃或采用低温烹饪方法。番茄红素是番茄中的一种重要抗氧化物，与其他抗氧化物不同，它在煮熟后能更容易地被人体吸收。

相关阅读页➡P16

富含抗氧化物的食物

食物（一餐的量）	热量（千卡）	盐（克）	所含植物化学成分
荞麦面（200克，1块）	264	0	芦丁
番茄（150克，1个）	29	0	番茄红素
洋葱（50克，1/4个）	19	0	槲皮素
豆腐（100克，1/3块）	56	0	异黄酮
丛生口蘑（50克，半盒）	9	0	β-葡聚糖
红酒（150克，1杯）	110	0	花青素

番茄咖喱煮蘑菇

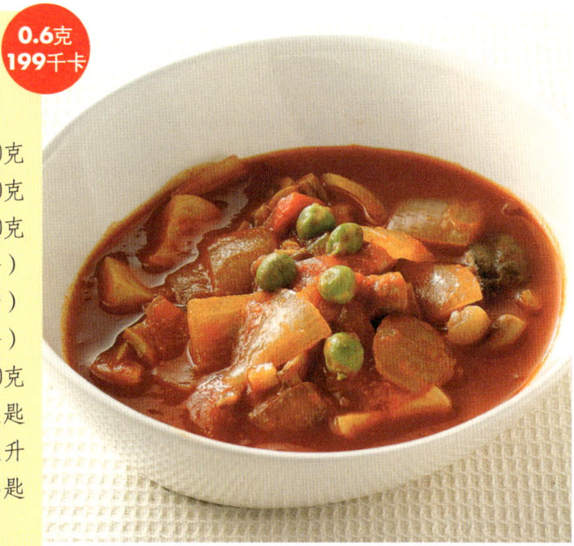

◎ **材料（2人份）**

灰树花菌……………………………50克
蘑菇…………………………………50克
杏鲍菇………………………………50克
洋葱………………100克（半个）
大蒜………………………5克（1瓣）
番茄………………150克（1个）
豌豆…………………………………10克
沙拉油……………………………2大匙
番茄汁……………………………200毫升
咖喱粉……………………………2小匙

◎ **做法**

①去掉灰树花菌、蘑菇和杏鲍菇的柄，切成适宜入口的形状。将洋葱切成角状。大蒜切碎。

②把番茄用热水烫一下，去皮，切成角状。

③把沙拉油倒入锅内烧热，放入灰树花菌、蘑菇、杏鲍菇、洋葱、大蒜翻炒，熟透后加入番茄和番茄汁，煮开。

④放入豌豆和咖喱粉，用小火煮。

⑤豌豆煮熟后关火，装盘。

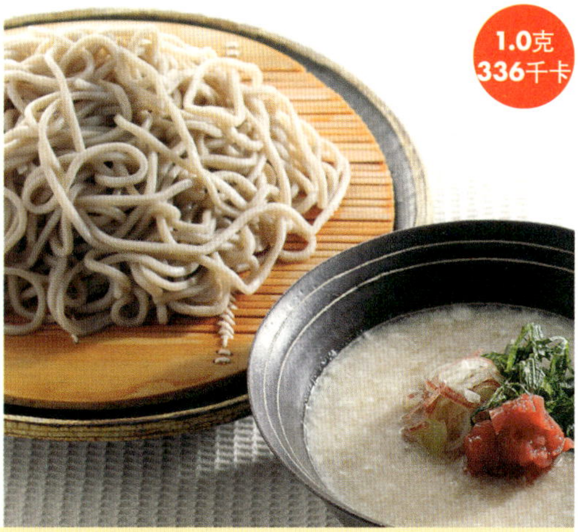

豆腐荞麦面

◎ **材料（2人份）**

荞麦面（水煮）
…………400克（2块）
豆腐…………………100克
芋头……………………
‥100克（5厘米长）
阳藿……20克（1个）
紫苏叶………………2片
梅子肉……………15克
鲣鱼海带汤……………
………………100毫升
酒………………2小匙
浓味酱油………1小匙

◎ **做法**

①荞麦面过水。

②沥干豆腐的水分，捣烂。芋头也捣烂。

③把阳藿切成圆丁，紫苏叶撕碎。

④把鲣鱼海带汤、酒、酱油放入锅内，煮开后待其冷却，再放入豆腐末和芋头末拌匀。

⑤把荞麦面盛入碗里，倒入④，最后放入阳藿、紫苏叶和梅子肉。

专栏 高血压患者家属应注意的生活事项

若是家里有高血压患者，家属请注意以下事项：

高血压急性发作时

- 首先叫救护车，将患者送至医院。
- 患者若失去意识倒在浴室或厕所内，应小心将其抱到卧室，摆放成利于患者呼吸的姿势。如果患者呕吐，要将其头偏向一侧，摆放成不易窒息的姿势，然后耐心等待救护车的到来。

日常生活中

- 冬天要确保屋内各个地方的保暖，为了不让家中有很大的温差（如客厅、厕所、浴室等），要备齐取暖用具。
- 高血压患者去厕所或入浴时家属要特别留意，如果长时间不见患者出来，要大声呼唤看其是否有事。
- 不要用语言或行为给高血压患者施加压力，尤其是性子急的患者。

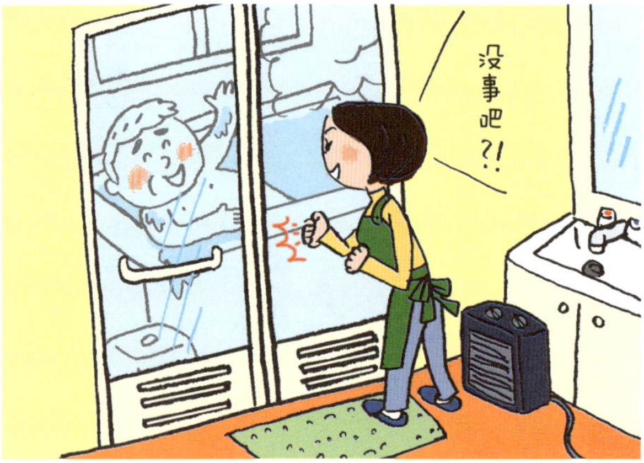

第4章

降血压的生活方式

通过生活方式上的改变，如注意冬季保暖，保证充足睡眠，学会缓解压力，进行适当的运动，同时进行一些简单的中医自我疗法，可有效降低血压。

有利于降血压的生活方式

◉改变生活方式是降压治疗的基础

大多数患者可通过改变生活方式达到降压效果

大多数高血压患者属于原发性高血压，除遗传因素外，饮食摄入盐分过多、运动不足、肥胖等原因也是导致血压升高的常见原因。轻度原发性高血压可通过改变生活方式，如改变饮食习惯将血压降至正常。

应用药物治疗的患者，如果仅仅依靠药物，而不注意饮食方面的改善，降压效果不一定明显。所以说，改变饮食习惯对高血压患者来说很有必要。

除了改变饮食习惯，控制盐分的摄入以及保持营养均衡外，坚持适度运动同样重要。通过运动，可使心肺功能得到提高，有助于降低动脉硬化和心血管疾病的风险。特别是对于肥胖的人士来说，通过运动可以减轻体重，除能预防高血压外，还可预防糖尿病和高脂血症等慢性病。

降压从一点一滴做起

其他方面如吸烟、睡眠不足、压力和气温变化等都是导致血压升高的原因，在生活中要加以避免。把这些长久以来的不良习惯一点点改掉，如戒烟、保持规律的作息时间、适当缓解压力等，这样一来，血压就会慢慢随着生活习惯的改变而得到更好的控制。

高血压患者需要认识到，高血压是一种慢性疾病，需要长期的管理和控制。因此，除上述生活方式的改变外，高血压患者还要有“改变自己”和“改变生活”的意识和决心。

相关阅读页➡P8、P40

有利于降血压的生活方式

减轻体重

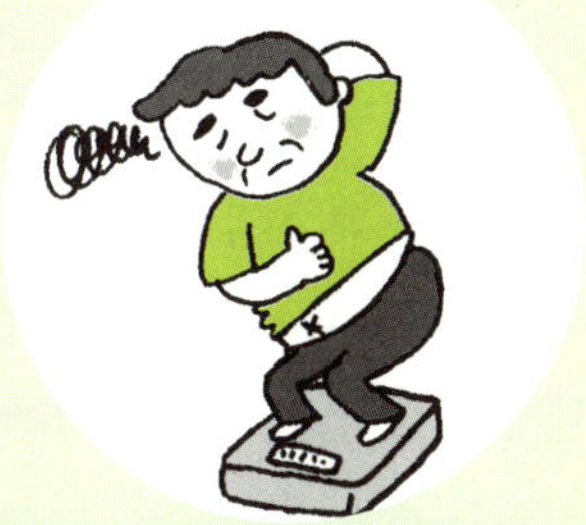

肥胖是引起高血压的原因之一。

多走路

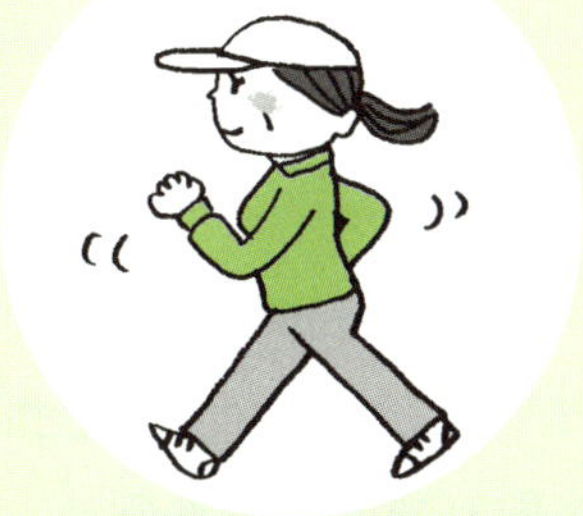

运动时，血液会被输送到全身，使血压保持平稳。

坚持低盐饮食

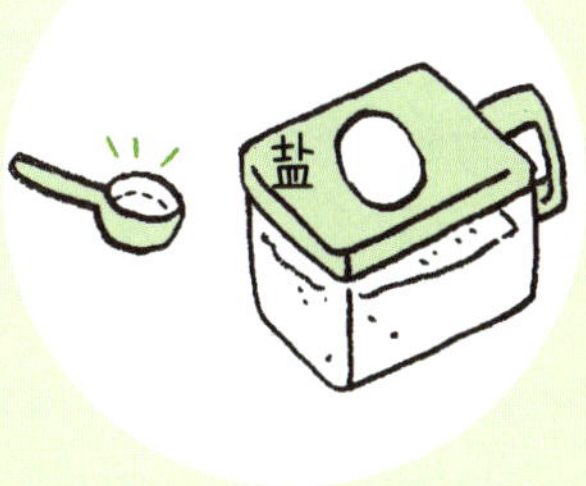

调查显示，每天少吃1克盐，平均血压可以降低1～2毫米汞柱。

学会放松

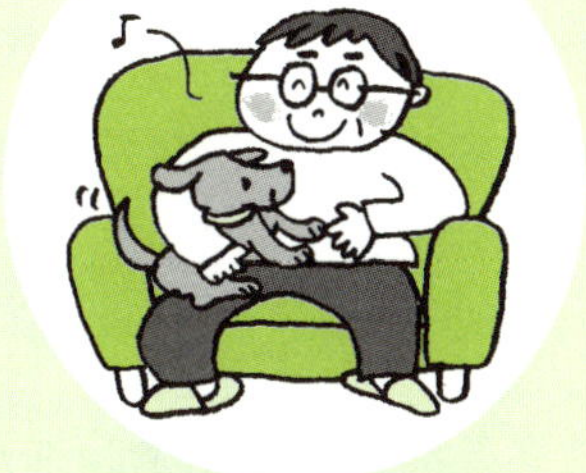

身心紧张的状态一旦长时间持续，血压就会上升。

保持充足睡眠

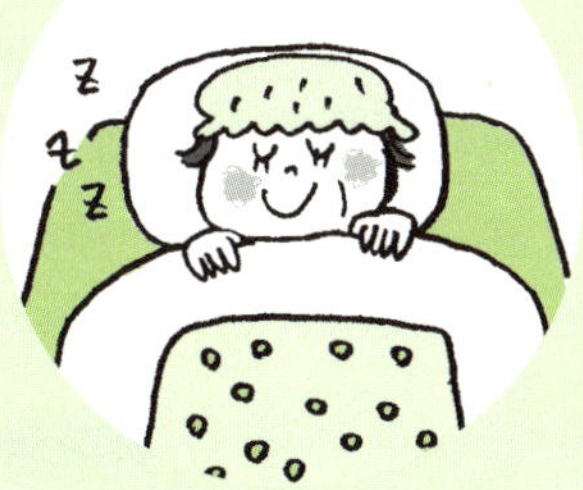

在睡眠时由于副交感神经居主导地位，血压也因此而下降。

节制饮酒，禁止吸烟

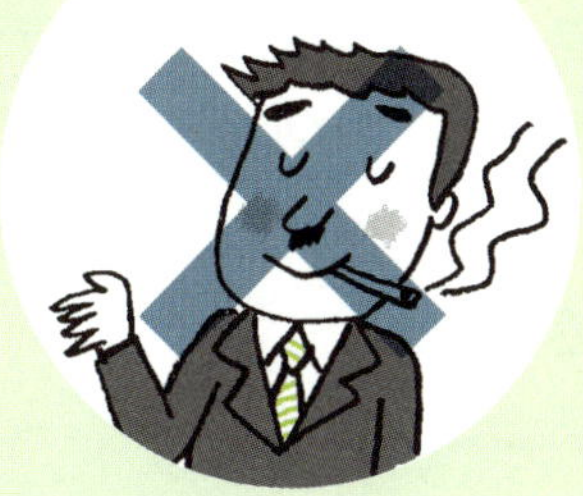

吸烟是诱发高血压的原因之一。饮酒会增加高血压急性发作的危险。

轻松度过每一天

◉掌握一天中血压的变化有利于控制血压

血压在起床时升高，熟睡时降低

每个人的血压水平因个体差异而有所不同，这是正常的生理现象。然而，无论血压水平如何，每个人的血压在一天之中都会有所波动。早晨，特别是睡醒前的一段时间，由于交感神经占优势，血压会逐渐小幅度上升。对于高血压患者来说，这种上升可能更加剧烈，甚至达到危险水平。因此，早晨是心肌梗死和脑卒中发作的高风险时段。从傍晚到深夜，血压开始逐渐下降。入睡时，副交感神经占优势，身体处于休息状态，血压降至一天中的最低值。

部分高血压患者，尤其是老年高血压患者，24小时血压波动较剧烈，这种剧烈的波动可能会增加心血管事件的风险。因此，高血压患者在睡醒后应先静静地深呼吸数次，伸展四肢后再慢慢起身，以避免血压急剧上升。

高血压患者如何度过每一天

很多人都是早上急匆匆地洗漱吃早餐，然后乘车上班。这种忙碌的生活方式易使血压升高，所以早上最好留出宽裕的时间来做出门前的准备。

不良的生活习惯，如熬夜、过度劳累、饮食不规律等，都可能导致高血压。应养成规律的生活作息，使生活张弛有度，有助于降低发生高血压的风险。

夜间睡眠质量好，第二天才能精力充沛，高效率地工作。因此，应保证充足的睡眠时间，并创造一个舒适的睡眠环境，以提高睡眠质量。午睡可使交感神经镇定，血压下降，但午睡时间应控制在10～15分钟，以避免午睡时间过长而导致的困倦和不适。

相关阅读页➡P5

如何健康度过每一天

醒来后可在床上进行深呼吸

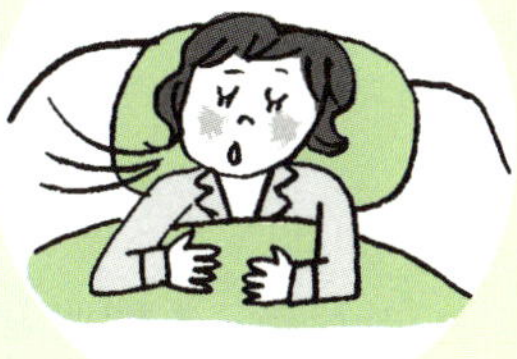

睡醒后可先静静地深呼吸数次，伸展四肢再慢慢起身。

早上不要着急

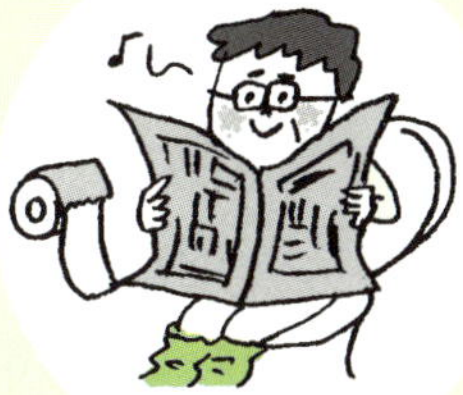

早上最好用温水洗脸，留出宽裕的时间梳洗打扮和吃早餐。

上午集中精力工作

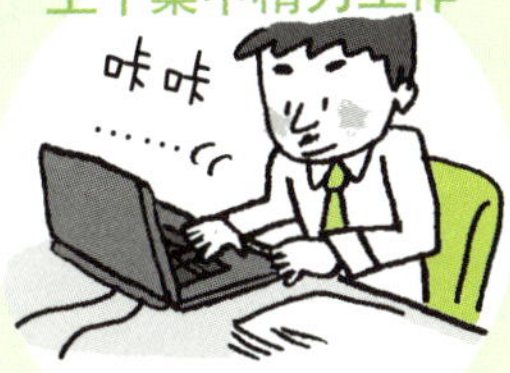

将费脑力的工作安排在上午完成，但以不过度疲劳为宜。每隔一小时休息10分钟，舒展舒展身体，放松一下或看看远处的绿色植被。

午睡不宜太久

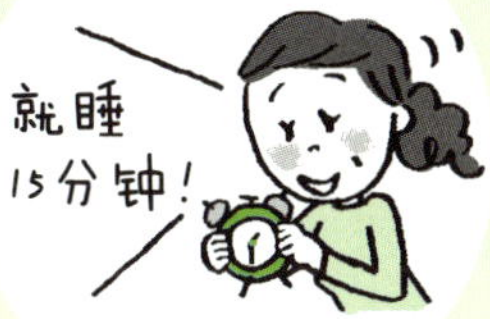

午睡时间不宜过长，应控制在15分钟以内。此外，午饭后也可进行散步。

不要将太过紧张的工作安排在午饭后

午饭后精神容易松懈涣散，可进行一些体力劳动而不是紧张的脑力劳动，例如整理文件。

晚饭后是放松时间

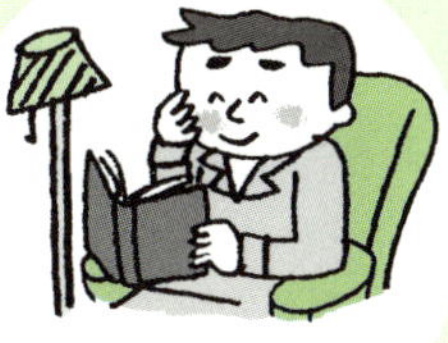

晚上应放下工作，尽情放松身心。可以读读书或陪家人聊聊天。

冬天要注意防寒保暖

◉注意保暖，防止脑卒中和心肌梗死发生

注意室内外的温差

血压容易随着季节的变化而变化。

冬天气温偏低，血压极易上升。这主要是由于天气一冷，末梢血管就会收缩，从而使血压上升，容易导致脑卒中或心肌梗死的发作。此外，冬天人们爱吃火锅等含盐高的食物，这些因素都会引起血压升高。

高血压患者冬天要重视血压的监测，经常测量血压。另外，还要注意保暖，保持房间内温暖舒适。如果走廊或厕所没有暖气，走出房间时要注意添加衣物，尤其是脚部保暖。

外出时，头颈部保暖是关键

当从温暖的室内走到寒冷的室外时，由于温差较大，容易使血压急剧上升，尤其是头颈部一旦受寒，血管就会收缩，从而使血压升高。因此，外出时要及时添加衣物，并戴好围巾、帽子和手套。

对寒冷尤其敏感的头部一旦得到足够的保暖，血压便会平稳下来。另外，胸腹部及四肢的保暖也很重要，应特别注意。

此外，对于老年高血压患者，冬季也不适宜晨练。这是因为早晨6～9点的血压处于或接近最高峰，加之患者夜间很少喝水，血液黏稠度高，尤其是有动脉硬化的高血压患者，此时晨练容易增加心肌梗死或脑卒中的风险。

相关阅读页➡P2、P6

高血压患者如何过冬

保证房间内均匀取暖

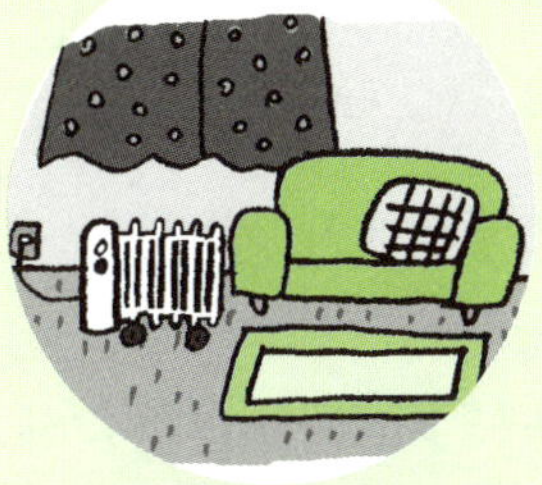

晚上拉好窗帘，让暖流充满整个房间。

提前暖床

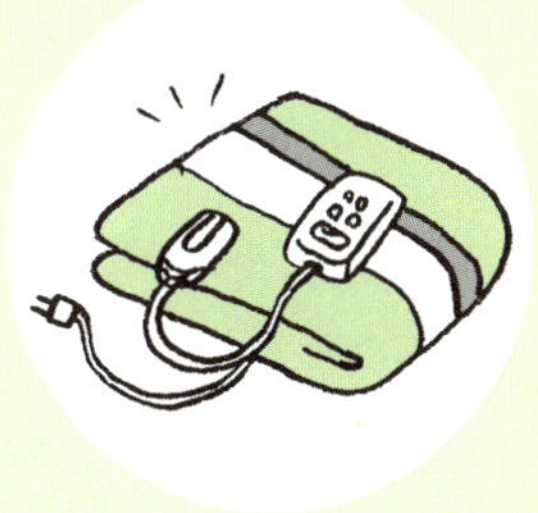

猛地钻进冷冰冰的被窝易使血压上升，所以在睡觉前要先将床暖好。

用温水洗脸

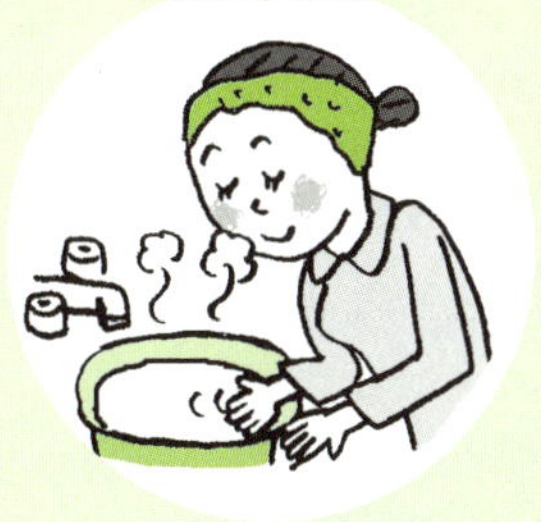

用冷水洗脸易使血压上升，尤其是早上，最好用温水洗脸。

外出时注意颈部的保暖

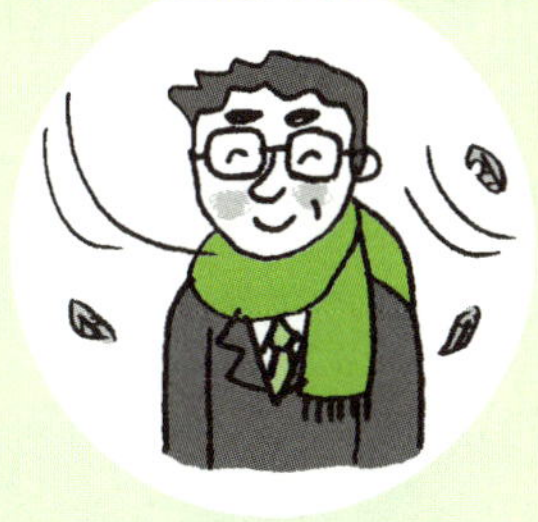

外出时戴好围巾，做好颈部的保暖。

注意胸腹部的保暖

注意身体主要部位如胸部、腹部的保暖。可以通过贴暖宝宝取暖。

注意饮食

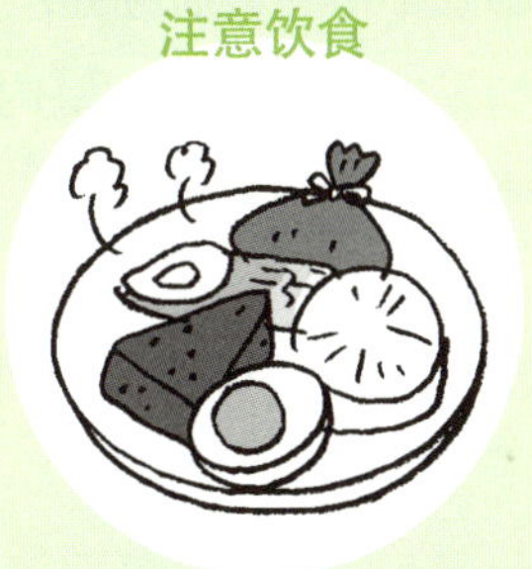

冬天尽量少吃火锅等盐分较高的食品。同时尽量不喝锅底的汤汁。

夏天要注意补充水分

◉补充水分宜选用白开水，空调设定温度不宜过低

夏天出汗较多，要充分补水

由于夏天气温较高，为了降温，身体表面的毛细血管开始扩张，因此，血压也会随之下降。

同时，夏天人们喜欢吃含胆固醇和动物脂肪较少的清淡食物，所以血液中的脂肪减少，血流变得顺畅，血压进一步下降。总之，夏天对高血压患者来说是一个可舒心度过的好季节，如果血压控制得较好，可以在医生的指导下减少降压药的用量。

由于夏天出汗较多，易使血液中的水分流失，血液浓度增加，容易凝固，进而引发脑血栓等病症。所以夏天要注意及时补水。

补充水分宜选用茶水或白开水，少喝含糖高的运动饮料和果汁等。另外，出汗过多容易使血液中的钠和钾一同排出体外，因此，应适当补水盐分，多吃富含钾的蔬菜、水果等食品。

室内温度太低也会引起血压上升

频繁出入于有冷气的空调屋和炎热的户外，会导致血压急剧上升或下降，容易引起脑卒中和心肌梗死。因此，室内的空调不易设置太低，以27～28℃为宜。

如果在公共场所，室内冷气较足，可以适当增加衣物。另外，晚上室内的温度也不宜太低，以防感冒。

相关阅读页➡P6、P80

高血压患者如何健康度夏

补充水分

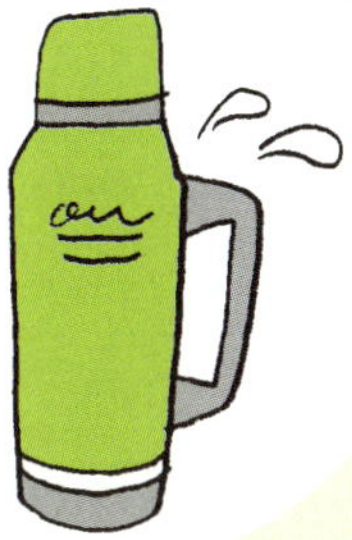

出汗会使血液变稠，容易形成血栓。运动后的补水无需多言，但除运动外，夏天会在不知不觉间大量出汗，所以时刻补充水分也是十分重要的。

空调不宜过冷

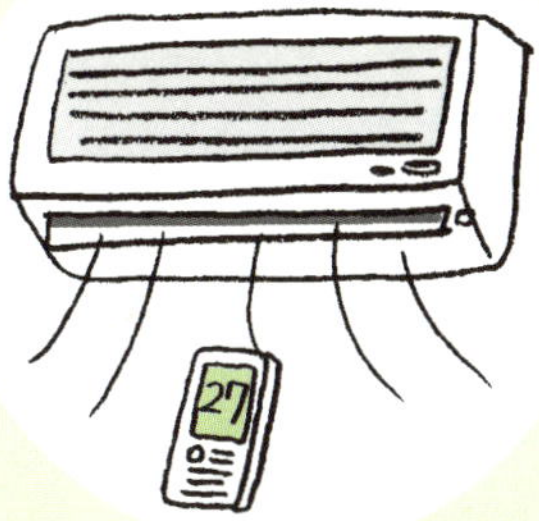

夏天不要将空调调得过低，应设定在27～28℃。此外，尽量避免从炎热的户外进入室内就马上接触过强的冷气。

多吃含钾食物

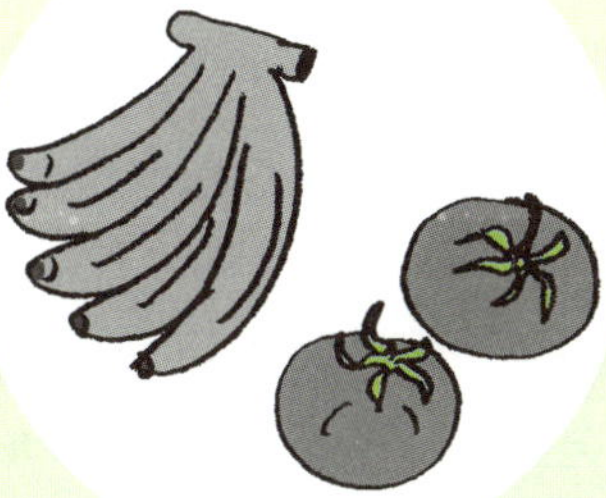

由于夏天体内的钾会随着汗液一起被排出体外，所以夏天容易出现身体无力、疲劳、腿肚子抽筋、脉搏紊乱等低血钾症状。可通过多吃叶菜和水果等来预防。

避免运动和睡眠不足

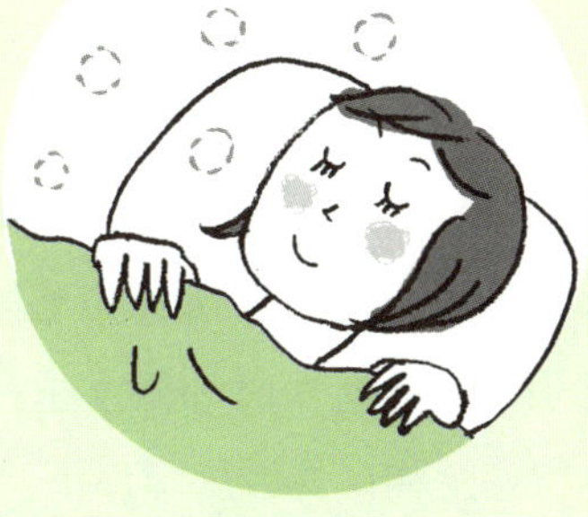

夏天常常由于炎热而容易出现睡眠不足，久而久之会引起体内循环紊乱，血压上升。建议睡觉时打开空调，但不要直接吹冷风。另外，不要因为天气炎热而犯懒，应进行适量运动。

洗澡时应防止血压上升

◉浴室是易使血压升高的危险场所

泡澡有好处也有坏处

当身体浸泡在温度适宜的水中，全身血管会扩张。研究显示，温水泡澡有使血压下降的功效，而且这种功效可持续两小时之久。泡澡除了有降压功效外，还有放松心情的作用，对高血压患者来说十分有益。

在日常生活中，高血压患者冬天入浴时发生脑卒中和心肌梗死的事件屡见不鲜。这是因为冬天在浴室脱衣服时因受寒而使血压上升，当接触热水后血压又进一步升高所致。

反之，高血压患者夏天泡澡时，因身体浸泡在水里而使末梢血管扩张，不能很好地调节血压，会出现血压下降过快的情况。如果此时突然站立，容易出现眩晕、摔倒等情况。

用温水泡澡，更衣时注意保暖

天气寒冷时，浴室和更衣处的取暖十分重要。如果起居室、浴室或更衣处的温差太大，脱穿衣服的瞬间，血压容易暂时性升高。因此，高血压患者在洗澡时，最好等别人洗完再洗，或者先放热水，让热气把浴室充暖后再洗。

热水的温度一旦达到42℃以上容易使人的血压上升，所以高血压患者泡澡时尽量用温水。泡澡时如果水位达到肩膀处，会因水压而加重心脏的负担，所以应将水位调至胸口处或胸口以下。另外，泡澡的时间不宜过长，以5～10分钟为宜。

相关阅读页→P2、P6

室温及水温对血压的影响

泡澡水过热

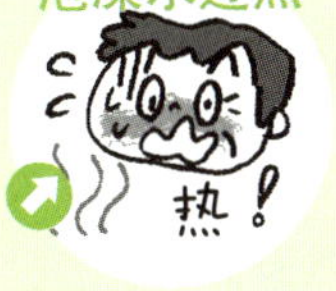

血压可瞬间升高!

泡澡水温度适宜

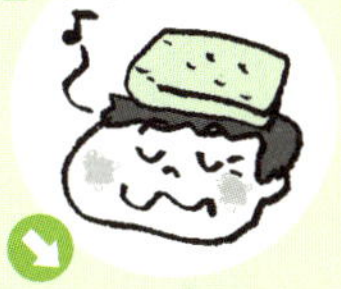

血管扩张，血压下降。

出浴时

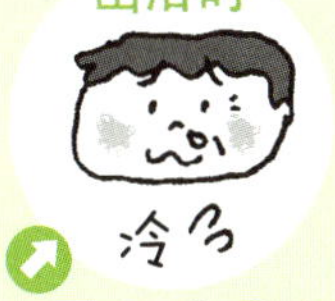

若浴室内气温偏低，血压会上升。

热水淋浴

刚从较冷的更衣室进入浴室时，血压会急剧上升。

理想的入浴环境

注重浴室内的保暖

洗澡前可以先打开淋浴喷头放一会儿热水，让热气把浴室充暖后再洗。

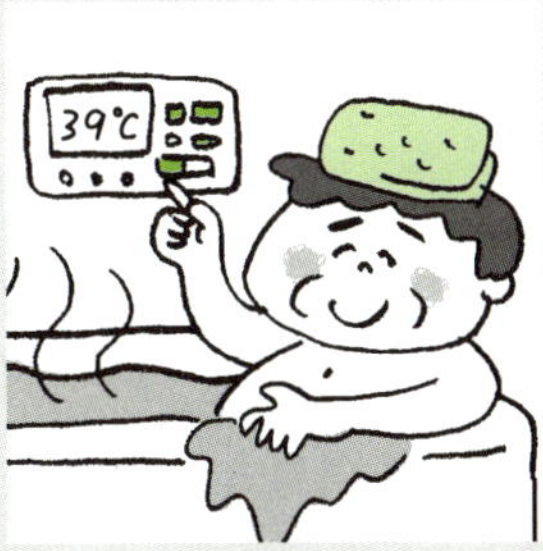

理想的温度

浴室……………………………………18～20℃

水温……………………………………39～41℃

入浴时须注意的事项

避免饭后立即入浴

饭后马上洗澡有诱发脑卒中和心肌梗死的可能。建议饭后两小时再洗澡。此外，还要避免过量饮酒后洗澡。

避免着凉

洗澡后要注意保暖，以免着凉。

洗澡后要补水

在洗澡的过程中，体内的水分易被蒸发，因此，洗澡后要注意补水。

不要一下子浸泡到热水中

泡澡时不要一下子全部泡在水里，可以先舀一点热水淋湿双脚，再慢慢淋湿上半身。

生活方式

养成良好的如厕习惯

◉用力排便易引发脑卒中和心肌梗死

保持排便通畅，排便时不要憋气用力

高血压患者如果经常半夜起来上厕所，容易引起血压的波动，诱发脑卒中和心肌梗死，应多加注意。另外，睡觉前要尽量控制饮水。

高血压患者在排便时应尽量避免憋气用力。这是因为憋气时，胸腔和腹腔内的压力升高，容易导致短时间内的血压升高，增加心脏和大脑血管的负担，从而引起脑卒中等疾病的发作。

要想做到排便时不憋气用力，就要从预防便秘着手。由于高龄者和糖尿病患者的肠蠕动功能减弱，容易出现便秘。平时应多吃蔬菜、水果，多喝水，必要时可在医生的指导下服用一些通便类的药物。

有可能出现排尿性晕厥

高血压患者如果冬天需要到室外上厕所应注意添加衣物，做好保暖措施，防止血压的波动。

另外，如果房间内的暖气过热，同时再喝很多的酒，使得全身血管扩张，血压会随之下降。如果是男性，在吃饱喝足后立即排尿，会由于血压下降过快而出现排尿性晕厥。因此，应少喝酒，同时不要憋尿。

相关阅读页➡P2、P6、P118、P128

上厕所时的注意事项

睡前上厕所

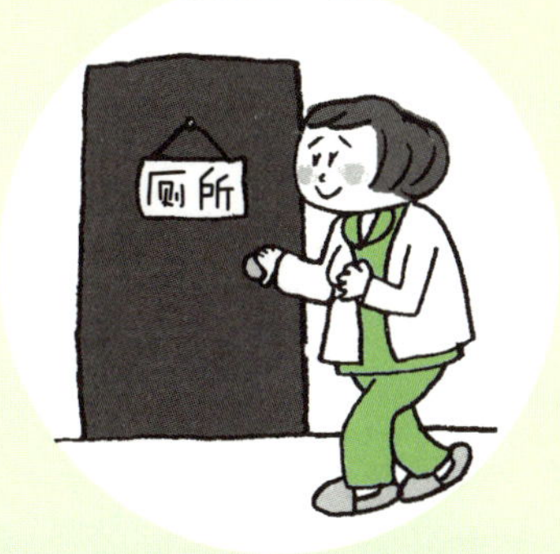

经常半夜起来上厕所，容易引起血压的波动。因此，睡前要控制饮水。

养成规律排便的习惯

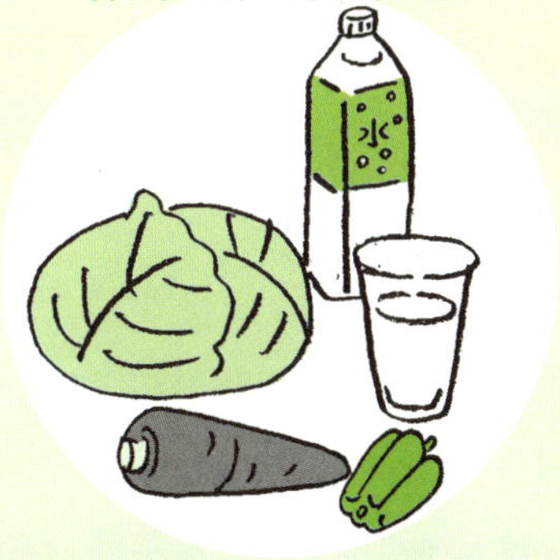

平时多吃蔬菜、水果，多喝水，养成规律排便的习惯。

尽量选择坐式马桶

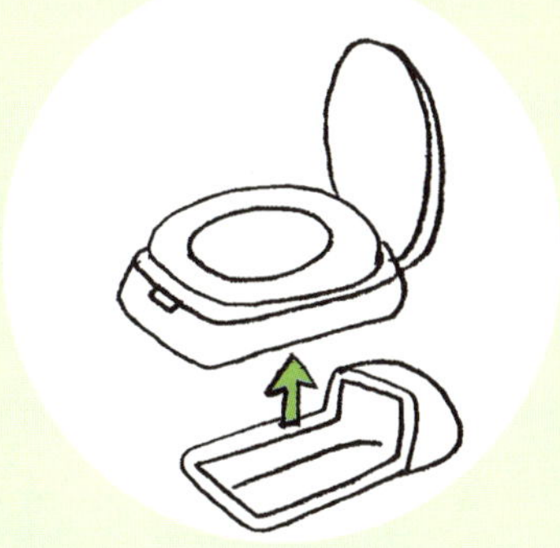

蹲式马桶容易使腹压升高，最好选择坐式马桶。

注意排便动作

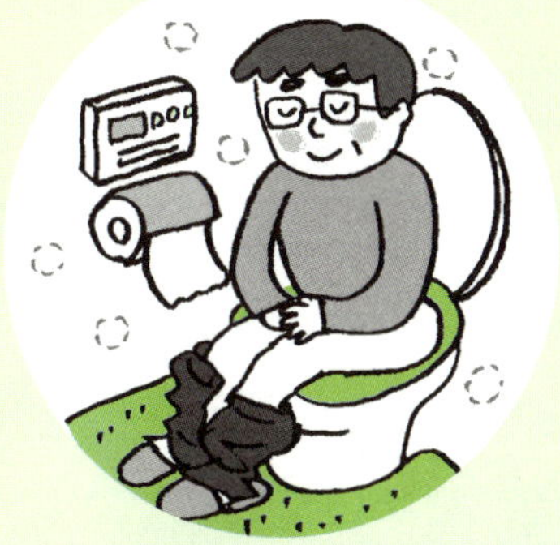

避免长时间憋尿，大便时不要憋气用力。

健康睡眠有助于降血压

◉睡眠不足也会使血压升高

良好的睡眠有助于降血压

高血压患者常有失眠的症状，而且高血压患者的失眠比健康人的失眠更复杂难治。

当人体处于睡眠状态时，自主神经之一的副交感神经占优势，使心跳减慢，血管扩张，血压也随之下降。所以要使高血压得到改善，保障充足的睡眠十分重要。

如果睡眠不足，容易使血压升高，从而使动脉硬化加重。同时，睡眠不足还容易让人身心疲累，引起代谢紊乱，精神压力增加。

所谓睡眠充足，并不是睡眠时间越长越好，主要是指睡眠质量高。通常来说，成人所需的睡眠时间约为7.5小时，若能达到深度熟睡状态，4～5小时足够。

睡前不宜太兴奋

很多人由于睡前太过兴奋，例如睡前看紧张激烈的球赛，玩电脑游戏等，使觉醒中枢一直处于兴奋状态，以致久久不能入睡。

要想达到好的睡眠质量，白天要多运动。晚上入睡前洗个热水澡，使身体放松，也可以在床上听听安静的音乐，慢慢入睡。选择舒适的床上用品也很重要，尤其是枕头的高度要适宜。还要注意卧室内的温度和湿度，调暗卧室的灯光。

另外，睡前喝少量酒能够放松身心，有利于睡眠。但不宜过量饮酒。需要注意的是，睡前最好不要吃东西，以免增加肠胃的负担。可以喝少量牛奶，但要避免摄入咖啡和浓茶。

相关阅读页➡P2、P5

怎样保证良好的睡眠

不要在睡前吃东西

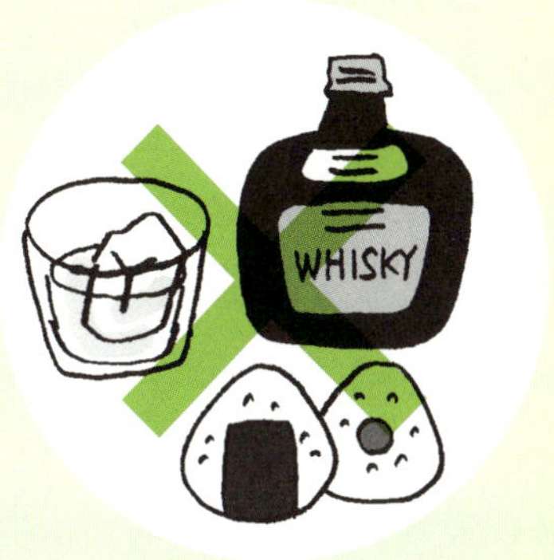

不要在睡前吃东西，以免增加肠胃的负担。可以喝少量牛奶，有助于入睡。此外，睡前尤其要避免摄入咖啡和浓茶。

不要在睡前刺激大脑和眼睛

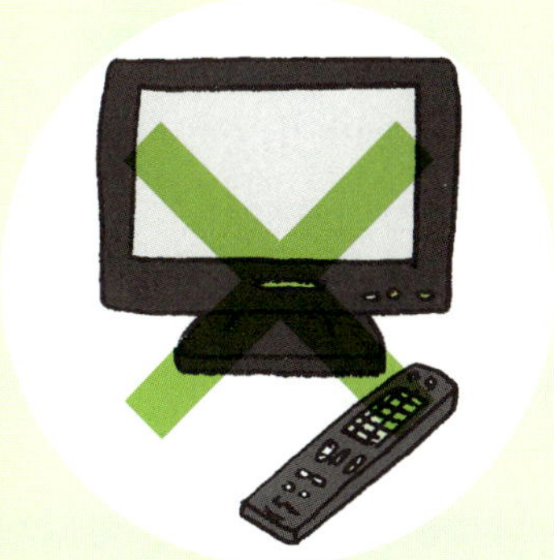

如果光线较强，会刺激觉醒中枢，所以睡前要避免看电视、玩电脑和手机。还要避免接触较强的灯光。

营造有利于睡眠的环境

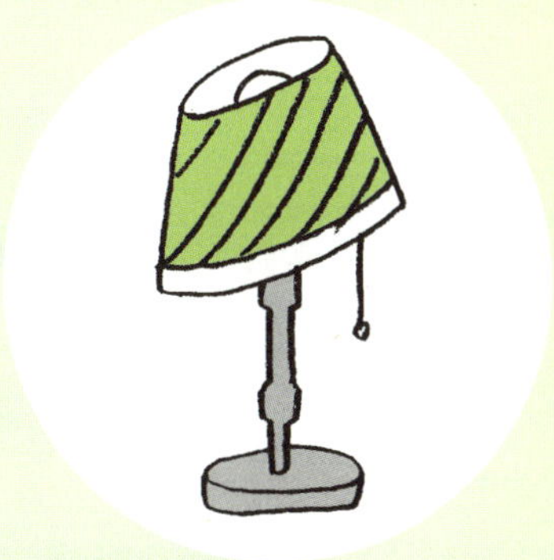

选择舒适的床上用品，尤其是枕头的高度要适宜。还要注意卧室内的温度和湿度，调暗寝室的灯光。

作息时间要规律

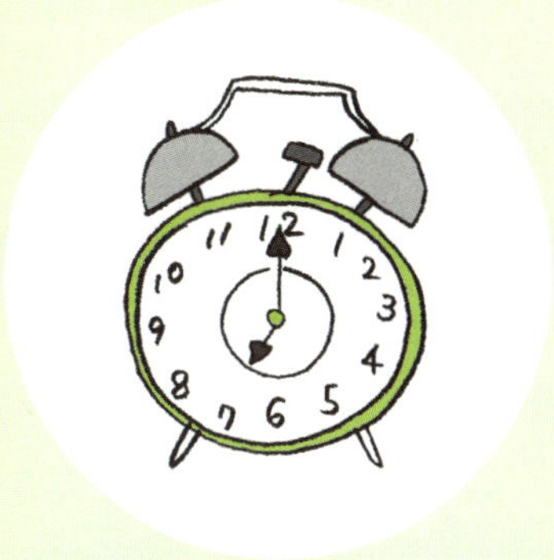

养成每天早上定时起床的习惯。另外，晚上不要熬夜，尽量在12点前上床睡觉。

学会缓解压力

◉压力过大也可导致血压升高

寻找适合自己的减压方式

精神方面的压力也是造成血压升高的原因之一。当人有压力时，交感神经就会兴奋，使人心跳加快，血管收缩，血压上升。

来自生活中的压力很多，如工作、人际关系、家庭琐事以及疾病等。而且，要想做到完全没有压力是一件不容易的事。我们应以减轻压力，不使压力聚积为目标。

减压的方法有很多，可以根据自己的兴趣爱好，如欣赏音乐、购物、唱卡拉OK、与朋友聊天、旅行等，找到适合自己的减压方法。当压力得到缓解，心情放松时，血压也会随之下降。而且，运动也是一种不错的减压方法。

另外，睡眠不足也会使人的身心压力增加。所以，保证充足的睡眠也很重要。可以利用中午时间小睡一会儿，补充一下能量。但白天小睡时间不宜过长。笑也是缓解压力的一种方法，请有意识地常笑、多笑。也可以试着自己一个人看着镜子练习笑，其减压效果会出乎意料地好。

腹式呼吸有助于降血压

研究显示，腹式呼吸有利于降血压。一般情况下，普通人的呼吸频率约为5秒钟一次。平时可以试着用肚子，以15秒钟一次的频率进行呼吸，会使人感到精神放松，心情也变得平静起来。

另外，经常进行腹式呼吸有促进胃肠蠕动的作用。

相关阅读页➡P2、P6

生活中如何减压

把生活过得多姿多彩

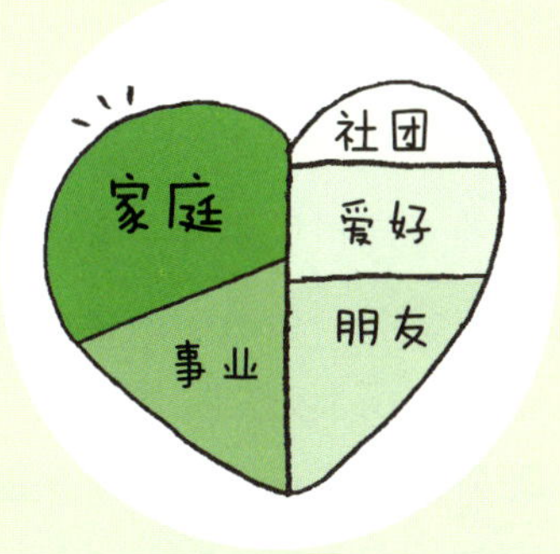

只有事业或家庭的生活方式，会使人的生活过于单调，如果这种生活不顺利或遇到困难，随之而来的压力就会倍增。因此，要多交朋友，培养自己的兴趣爱好，努力将生活过得多姿多彩。

学会转换心情

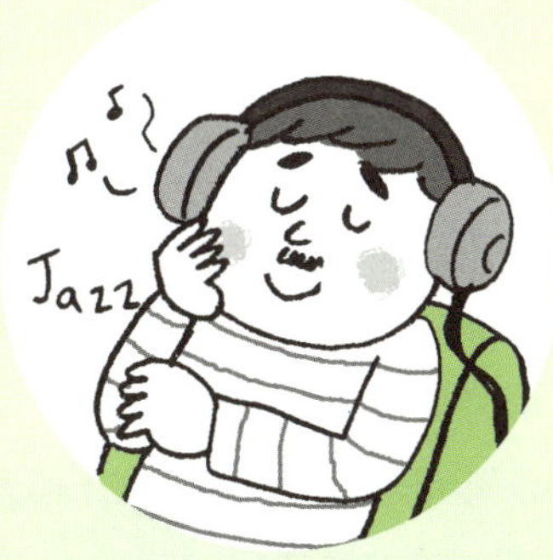

当遇到压力的时候，也可以通过其他事情来转换一下心情。比如，散散步，聊聊天，找到适合自己的方法，有意识地转换一下心情。

避免过劳，注意休息

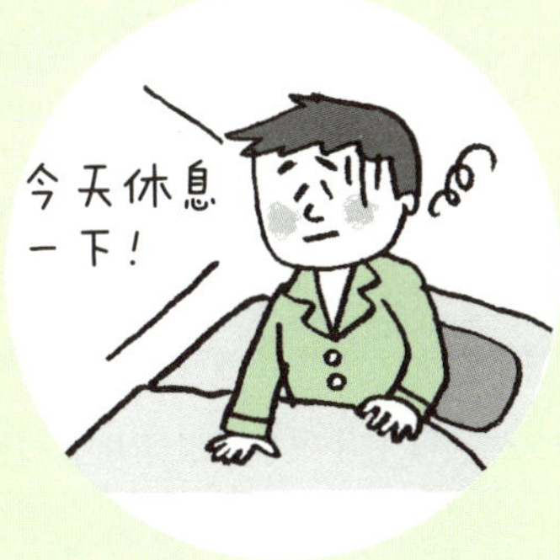

有些时候，明明没有病也不是睡眠不足，却还是整日恹恹欲睡。此时正是身体需要补充能量的时候，不管身体还是心灵，都需要充分的休息。可利用中午时间小睡一会儿，补充一下能量。但白天小睡时间不宜太长。

不要压抑喜怒哀乐

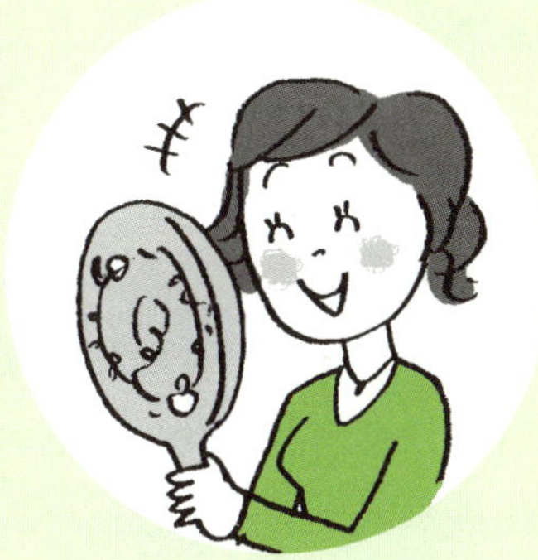

适度抑制个人情感在调节人际关系方面十分重要，但不要过分压抑，应学会适当释放。笑是缓解压力的很好方法，请有意识地常笑、多笑。也可以试着自己一个人看着镜子练习笑，其减压效果会出乎意料地好。

坚持适度运动

◉运动除了对减肥有效外，还能预防动脉硬化

有氧运动可增加血管柔韧性

降血压除了要改善饮食生活外，进行适度的运动也很重要。坚持运动可增强心肺功能，促进全身血液循环，使血压下降。运动时，血液中的前列腺素等利于血压下降的物质会有所增加，而儿茶酚胺等促使血压上升的物质会减少。血糖和甘油三酯也会相应降低，有利于改善肥胖、糖尿病和脂代谢异常等。而且，通过运动还有助于缓解压力。

对于高血压患者来说，比较适合的锻炼方式为有氧运动。无氧运动虽然可以锻炼肌肉，但血压和心率也会随之急剧上升，故不适宜高血压患者。有氧运动除了跑步、骑自行车等项目外，广播体操和其他有氧操也是非常有效的有氧运动。

运动前要进行体检

虽然运动很重要，但合并某些疾病的患者不宜剧烈运动，如收缩压达180毫米汞柱以上或舒张压达110毫米汞柱以上的高血压患者，有脑卒中、心肌梗死发作史等心脑血管疾病的患者，肾脏不好的人群以及膝盖和腰部不适的人群等。

上述人群如果需要运动，应事先征得医生的同意，必要时还要进行心电图等方面的检查，以确定运动方式及运动强度。

另外，有动脉硬化的患者，不宜在寒冷冬季的早上或刚起床后进行运动，以免发生危险。

相关阅读页➡P22

适宜高血压患者的有氧运动

有氧运动项目

步行、骑自行车、健身舞蹈、跑步、游泳等。

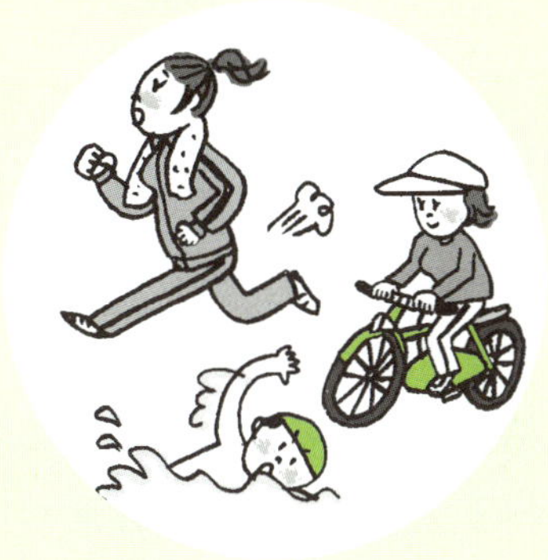

运动标准

步行………每天40～50分钟（约8000步）

游泳………每天约30分钟

跑步………每天约30分钟

骑自行车…每天约1小时

- 每周最少运动3天，每次运动20～30分钟，可消耗1000～1500千卡热量。
- 注意不要运动过量。如果超强度运动，易出现膝盖疼痛等不适症状。
- 步行和跑步时，以能和同行者说话的速度为宜。

避免无氧运动和剧烈运动

屏住呼吸一举用力以及肌肉瞬间爆发力强的无氧运动不适合高血压患者。在进行此类无氧运动时，胸腔和腹腔内的压力都会升高，容易导致血压上升。

另外，高血压患者应避免竞技类运动。

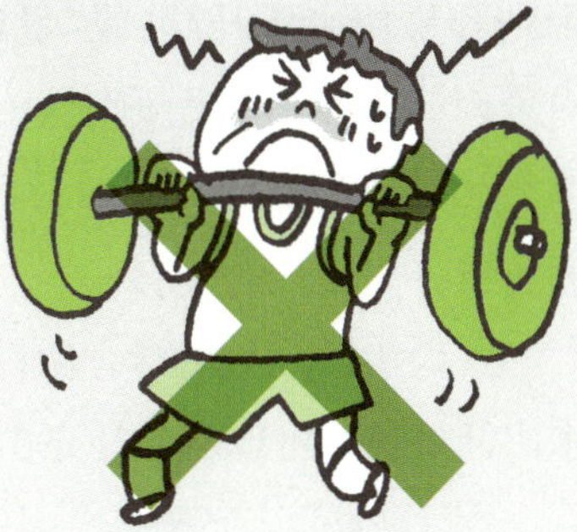

不适合高血压患者的运动

举重、短跑、俯卧撑、引体向上、团体竞技等。

有助于降血压的步行疗法

◉有效的步行能够降血压

利用上下班时间轻松步行

最简单易行的有氧运动是步行。除一双运动鞋外再不需要任何道具，随时随地都可起行，而且不擅长运动的人也能轻松做到。

步行的路线可以设计多条，如20分钟路线、30分钟路线、40分钟路线等，再根据当日的心情和身体状况来决定走哪条路线，这样既不会觉得厌倦又可以长期坚持下去。步行时还可用相机或手机随手拍下周围的景色，或者和家人及朋友一边闲聊一边走。步行不仅仅是一种运动，还是一种享受生活的方式。

如果平时实在抽不出时间步行，可利用上下班或采购物品的时间进行。只要有意识地比平时多走几段路，有意识地加快脚下步伐，就能够达到锻炼的目的。此外，爬楼梯也是一种很好的锻炼方式。

冬天要注意防寒，夏天要注意补水

步行的时间以每天50分钟为宜。步行时不宜穿高跟鞋或不合脚的鞋子。要快步走，速度以身体微微出汗，呼吸不急促，可跟同行者对话为宜。出门前还需注意室内外的温差，及时增减衣物。高血压患者不宜在寒冬的早上进行运动，否则容易使血压升高，尽量选择中午进行。另外，当从温暖的室内走到寒冷的户外时，血压容易急剧上升，所以要做好保暖措施，如戴好围巾、手套、耳罩等。当身体随着步行变暖后，可把围巾、手套、耳罩等防寒用品放进随身携带的背包里。

夏天步行容易出汗，所以要时刻注意补充水分，一般以白开水或茶为宜。如果出汗过多，可以适当补充含少量糖或盐的饮料。

相关阅读页➡P150

步行时应注意的要点

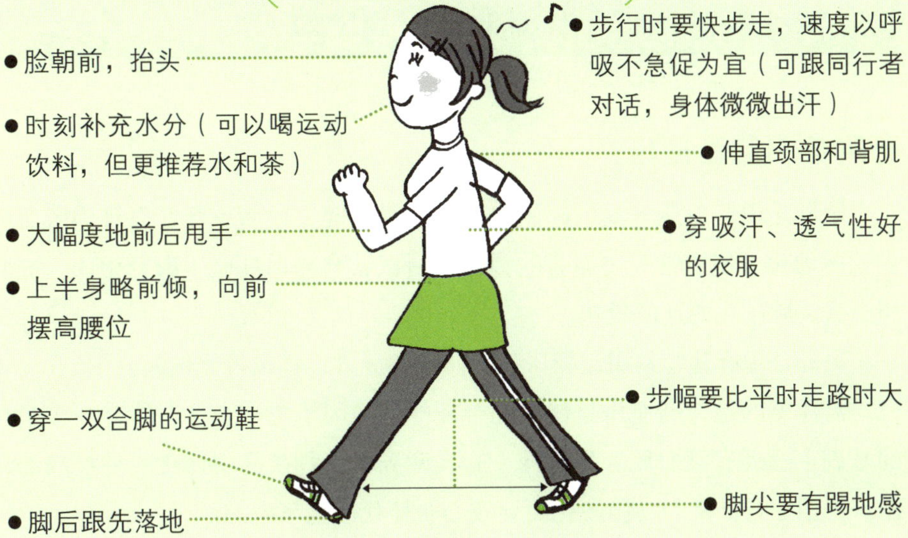

有以下状况要立即停止步行

- 严重心慌
- 胸口发紧
- 剧烈气喘
- 呼吸困难、气喘
- 头晕
- 欲呕吐
- 头痛
- 背痛
- 大量出冷汗
- 感到十分疲劳
- 感到又懒又乏
- 膝盖痛
- 脚步虚浮
- 腿肚子抽筋
- 出现剧烈的肌肉酸痛

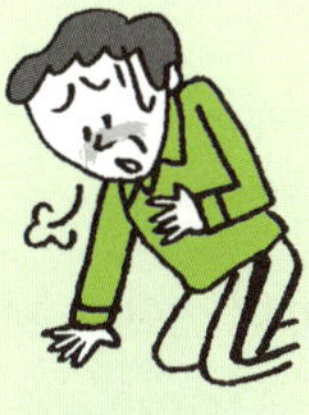

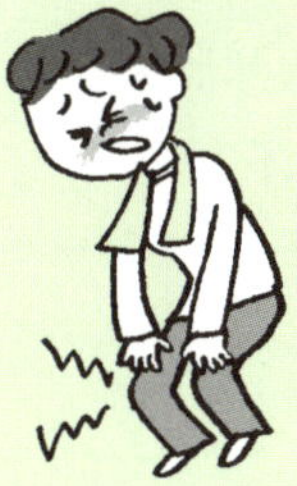

膝盖痛者可尝试水中行走

有膝盖或腰部疼痛的人可进行水中步行。因为水的浮力能够减轻膝盖所承受的负担。此外，水中步行所消耗的热量较高，有一定的减肥效果。高血压患者在进行水中步行时，应征得医生的同意。

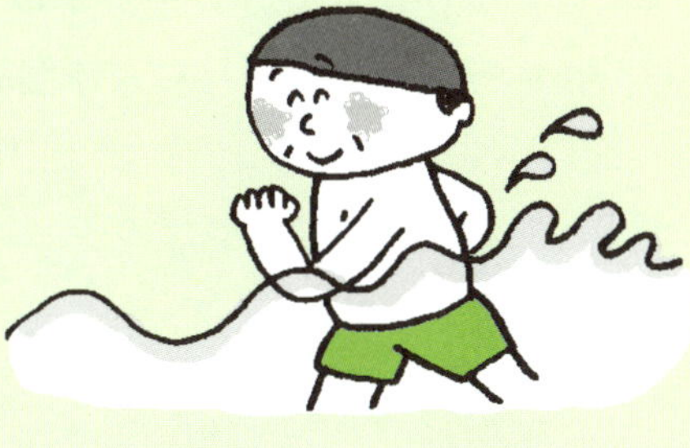

肥胖者须减肥

◉代谢综合征和肥胖有引发猝死的风险

肥胖会引起高血压

肥胖是引起血压升高的原因之一。一旦肥胖，血脂就会在血管内膜沉积，引起动脉硬化，使血管失去原有的弹性。所以，与普通高血压患者相比，肥胖高血压患者动脉硬化的速度较快。

另外，肥胖还容易引起糖尿病、脂代谢异常、痛风等慢性病。

需注意的是，高血压是代谢综合征的危险因子之一。代谢综合征多是在肥胖的基础上，还有高血压、高血糖、脂代谢异常三种疾病中任意一种疾病的病理状态。代谢综合征常因动脉硬化而导致心肌梗死或脑卒中。

减肥要循序渐进

代谢综合征患者若要减轻上述患病风险，就需要减肥，尤其是以腹部脂肪堆积为主的中心性肥胖患者。通过改善肥胖症状，一般可以降低血压。体重指数如果超过23千克/米^2，就会向肥胖靠拢。

虽然减肥有利于降血压，但要求肥胖者一步到位减至标准体重的做法不太可行。可以设定一个目标，如两个月内减掉2～3千克。只要注意饮食方式和热量的摄入，再加上适度的运动，这个目标就可以达到。同时，减少饮料和冰激凌的摄入也有较好的减肥效果。然后以此类推，设定下一个减重目标，并坚持下去，直至达到标准体重。另外，不要采取极端的减肥方法，否则即便是短期内达到减肥目的，但容易反弹，而且对人体健康极为不利。

相关阅读页➡P22、P24

肥胖与代谢综合征

研究证实，在众多病因中，超重或肥胖与代谢综合征的关系尤为密切，是代谢综合征发生、发展的关键因素和核心环节。

超重和肥胖之所以在代谢综合征的发生、发展中占有重要地位，一方面是因为超重或肥胖与代谢综合征各个危险因素关系密切；另一方面肥大的脂肪组织细胞会分泌各类细胞因子，后者的分泌紊乱会通过不同机制引起或加重代谢综合征的病情，这在中心性肥胖患者身上尤为严重。

什么是中心性肥胖

中心性肥胖即我们常说的腹型肥胖，或者内脏型肥胖。判断中心性肥胖的方法主要有以下三个方面：

1.计算体重指数。体重指数=体重（千克）/身高（米）^{2}。当体重指数超过23千克/米^{2}时，就应该引起注意。

2.测量腰围和腰臀比。腰围是反映脂肪总量和脂肪分布的综合指标，若成年男性超过90厘米，成年女性超过80厘米，则可能存在中心性肥胖。腰臀比是腰围和臀围的比值，是判定中心性肥胖的重要指标。若成年男性超过1，成年女性超过0.85，则被定义为腹部脂肪堆积，应高度警惕中心性肥胖。

3.计量体脂百分比，即计量身体中脂肪的含量。一般来说，成年男性的体脂百分比超过20%为轻度肥胖，超过25%为中度肥胖，超过30%及以上为重度肥胖；而成年女性的体脂百分比超过30%为轻度肥胖，超过35%为中度肥胖，40%及以上为重度肥胖。

预防代谢综合征的方法

均衡饮食 + 适度运动

通过燃烧多余的体内脂肪，减轻血管的负担，血压也会随之下降。

香烟是血压的大敌

◉戒烟可降压、降低心肌梗死风险

吸烟会使血压上升，诱发心肌梗死等病症

吸烟不仅是引起肺癌的常见原因，还对血压有一定的影响。

吸烟时，香烟中所含的尼古丁会刺激交感神经，导致末梢血管收缩，即身体表面的血管变窄，这增加了心脏泵血的阻力。同时，尼古丁还会使心跳加快，心脏需要更频繁地收缩来推动血液流动。这两个因素共同作用，导致血压急剧上升。

研究表明，吸一支烟会使血压上升10～20毫米汞柱，这种血压升高的状态会持续15分钟之久，如果频繁吸烟，血压就会持续处于高位。长期如此，会加速血管硬化和损伤，增加心血管疾病的风险。

另外，和尼古丁一样，随着香烟一同被吸入体内的还有二氧化碳，它取代了氧与血液中的血红蛋白结合。这样一来，身体就不能通过血液来输送氧，使全身处于缺氧状态。心脏为了将氧输送至全身各处，就会增加血液的输送量，心跳随之加快，血压也随之上升。加之一氧化碳对血管壁的损害，使体内低密度脂蛋白胆固醇增加，动脉硬化也随之加重。所以，吸烟者多容易发生心肌梗死等病症。

可借助药物来彻底戒烟

戒烟有助于降血压。由于人对尼古丁有强烈的依赖性，所以很多人难以戒掉。人吸烟后，大脑内的尼古丁受体与尼古丁结合，生成多巴胺，这种物质会给人带来快感。但这种快感维持的时间较短，很快就会消失，所以人会马上想吸第二支烟。久而久之，就会成瘾。

如果凭个人意志很难戒烟，也可以借助药物来戒掉。据调查，连续服用戒烟药酒石酸伐尼克兰片12周，就可摆脱尼古丁依赖症，成功率约为80%。

相关阅读页➡P14

此时吸烟最危险

如果本身处于高血压状态下，在睡醒后、生气时和空腹时吸烟，就会有诱发高血压急症发作的危险。

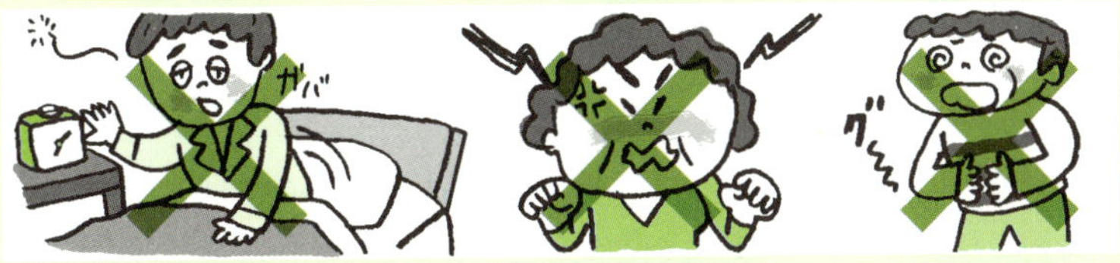

吸烟成瘾的原因

吸烟 → 分泌出可产生快感的多巴胺 → 尼古丁与大脑内的尼古丁受体结合 → 尼古丁很快与受体分开，所带来的愉悦感随之消失，人会马上想再吸第二支烟 → 吸烟

戒烟药怎样帮您戒烟

药物与尼古丁受体结合
↓
释放出少量多巴胺
↓
阻止尼古丁与受体结合
↓
使人觉得香烟不再那么诱人
↓
从尼古丁依赖症中解放出来

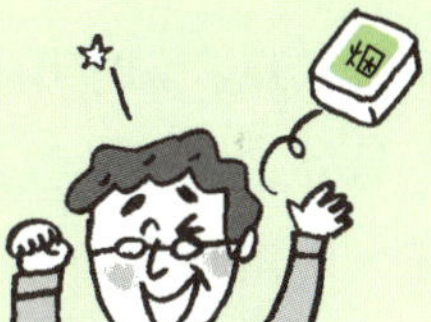

据调查，连续服用戒烟药酒石酸瓦伦尼克林12周，就可摆脱尼古丁依赖症，成功率约为80%。

保持血压稳定的秘诀

◉日常生活中使血压上升或下降的因素有哪些

输赢之心不要太强，不要经常生气

在日常生活中，经常会看到高血压患者因生气而导致脑卒中发作的情况。这是因为高血压患者在发怒、兴奋、精神高度紧张时，交感神经就会活跃，导致血管收缩，血压急剧上升所致。因此，高血压患者在观看或参加那些容易使人兴奋的运动项目，如格斗比赛、赛马等时，应控制好自己的情绪，不要过于兴奋，同时要注意休息。

另外，容易情绪激动的患者，要学会做深呼吸，让自己冷静下来。同时，平时不要积聚压力，要学会及时排解。定期进行“森林浴”也可达到降压的效果。当身处大自然的森林中，树木所散发出的植物杀菌素能够刺激副交感神经，使血管扩张，血压下降。

尽量避免长时间开车，避免过激的性行为

开车时人的精神常处于集中和紧张状态，容易使血压上升。因此，高血压患者应尽量避免长时间开车或早晚交通拥堵时段开车。

乘坐公共交通工具时，如果遇到交通堵塞，不要过于着急，否则容易因焦虑而使血压上升。平时出门最好避开上下班高峰时段，并留出充裕的等车时间。

另外，刺激性强的性行为有时会导致血压一时性急剧升高，引发心肌梗死或猝死。服用治疗勃起功能障碍药物的患者，如果同时还服用硝酸甘油类药物，有可能会导致血压下降过快而引发危险。

相关阅读页➡P16

日常生活中易使血压升高的情况

开车

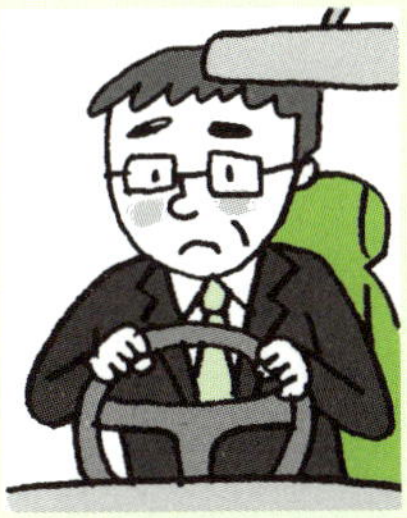

开车时由于精神高度集中，容易出现血压升高的现象。因此，高血压患者应尽量避免长时间开车。

赌博

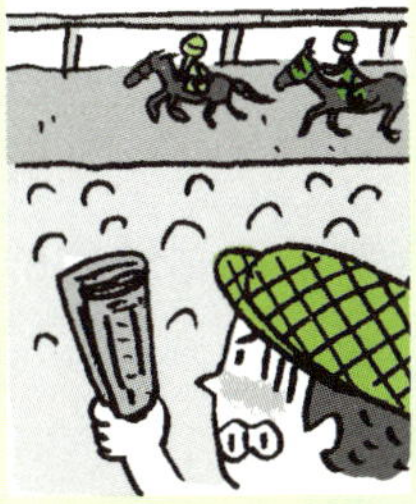

赌博时无论输赢，人的血压都容易随着情绪的波动而上升，并且这种状态会持续一段时间，所以要尽量避免或有节制地进行此类活动。

生气、害怕

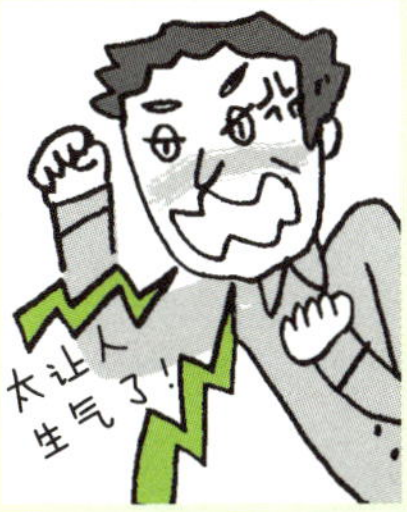

人在极其生气或害怕时，交感神经处于兴奋状态，血压也会随之上升。故高血压患者要学会控制自己的情绪。

日常生活中降血压的方法

卧床休息

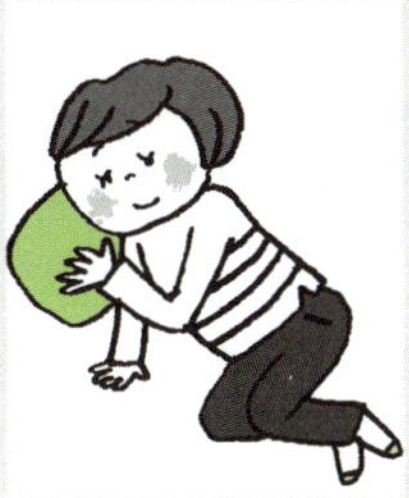

调查显示，高血压患者血压升高时如果卧床15分钟，血压可下降20毫米汞柱。

深呼吸

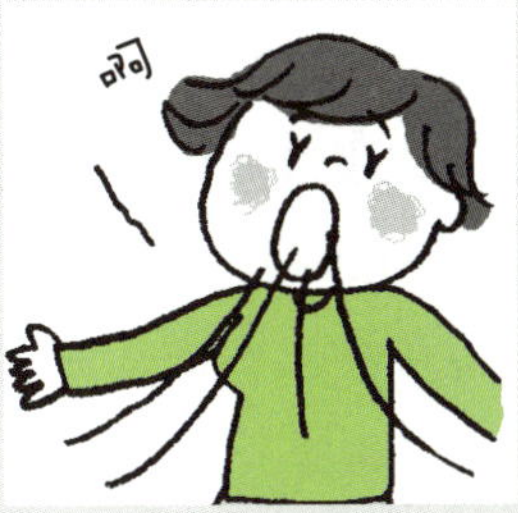

深吸一口气，然后将其缓缓吐出，有利于降血压。若有意识地慢慢进行腹式呼吸，则效果更佳。

森林浴

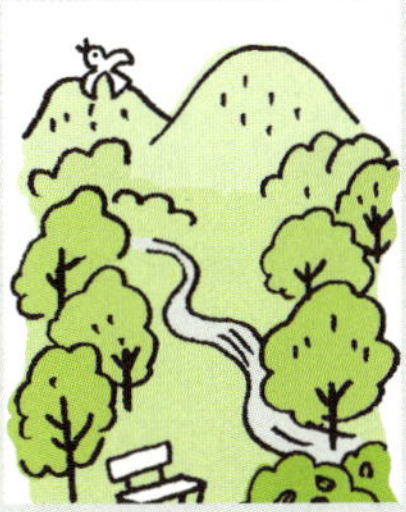

树木散发出的植物杀菌素能够使血管扩张，血压下降。因此，高血压患者适宜经常到绿色植被多的地方走走。

降压不宜过快

◉根据血压情况及时调整药物剂量

若用药物急剧降压，大脑会处于危险状态

高血压患者，尤其是伴有严重动脉硬化的患者，不要因为血压过高而急于用药强制快速降压。

高血压患者在夜间服药时要多加注意。一般来说，夜间睡眠的时候由于副交感神经的作用，血压会有所下降。所以高血压患者一旦服用了药效较强的降压药，夜间血压就会降得过低，大脑的血流量也会急剧减少，清早起床时会有站立性头晕的症状。但是，如果晚上不吃降压药，那么清早起床时血压就会急剧上升，易诱发脑卒中和心肌梗死。因此，应在医生的指导下规律、规范、有选择的用药。

治疗初期宜服用药效较缓和的降压药

一般情况下，高血压患者在开始药物治疗时，宜先服用一些药效较缓和的降压药以达到缓慢降压的效果，并且定期测量血压。另外，在服药的同时，也要坚持适当的运动和合理的饮食结构。如果因一时性血压升高而引起头痛、肩痛、头晕等症状，应及时就医，并在医生指导下服用降压药。

要将血压降至正常范围，积极健康的管理显得尤为重要。总之，高血压患者不要急于降压，要循序渐进，慢慢降压。

另外，还要注意服用的降压药是否适合自己。长期受血压波动困扰的患者，可以在医生指导下选择适合自己病情的降压药物。

当血压降到正常范围内，可以在医生的指导下减少降压药的剂量，或者停药。还可视血压情况而定，夏天减少降压药的剂量，当天气转凉，寒冷加剧时，适当增加药量或换用其他药效较强的降压药。

相关阅读页➡P44

当血压快速下降时

会出现头痛、头晕等不适症状。

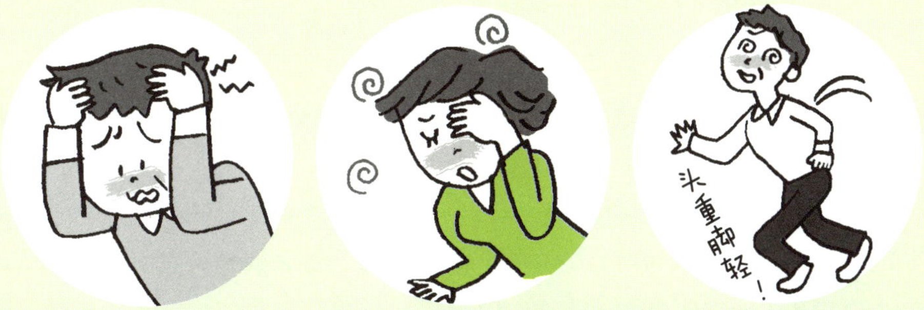

应慢慢降低血压

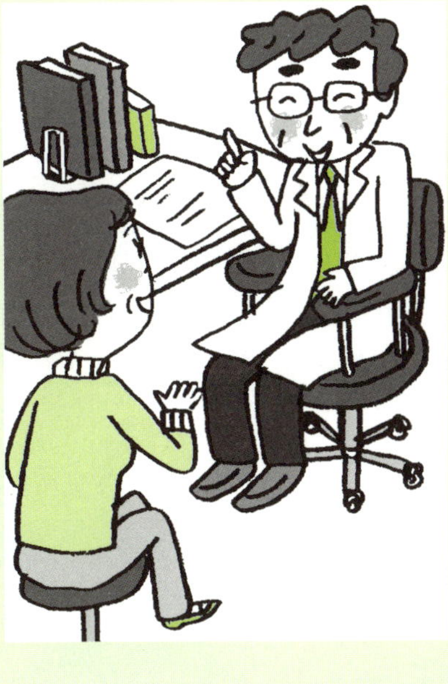

一般情况下，医生会通过两三个月的时间来慢慢调整患者的血压。同时结合患者的年龄和状态选用不同的降压药，并进行生活上的指导。因此，即便血压没有马上降下来，高血压患者也不要过于着急。

另外，高血压患者不要模仿他人的治疗方式而盲目用药。

只要按照医生的指导服药，同时进行生活方式上的改变，血压就会慢慢降下来。

可以尝试使用中药降血压

◉对改善高血压的慢性症状有疗效

中药可作为辅助药物应用

对于血压的控制，饮食和生活习惯的改变非常重要，如减少盐的摄入、坚持适当的运动、减肥、缓解压力等。如果血压较高或单靠饮食和生活习惯的改变仍不能达到降压效果，则需服用药物来降压。

一般情况下，高血压的治疗以西药为基础。当血压得到控制或出现头痛等症状时，可采用中药来缓解。但是，当血压较高，或者病情较重时，不能将中药作为主要用药，而应作为辅助药物应用。

有利于高血压患者的中药方剂有：能够利尿，缓解便秘的桃核承气汤、防风通圣散或三黄泻心汤；有改善脑部血液循环，促进新陈代谢以及缓解头痛等症状的钩藤散；可缓解更年期症状的八味地黄丸、七物降下汤；能够缓解压力过大所引起症状的柴胡加龙骨牡蛎汤。

服药须因人而异

由于每个人的体质不同，所选用的中药也不相同。临床上常根据人的证候、脉象、舌苔等，分为阴虚体质、阳虚体质、气虚体质、血虚体质等。比如阴虚体质的人，宜选用滋补类中药；阳盛体质的人，宜选用解燥热之类的中药。

一般情况下，只要针对不同体质的人进行相应治疗后，高血压患者的血压及不适症状都会有所改善。如果在用药过程中患者出现其他不适症状，应及时就医，在医生的指导下调整药物。

可改善高血压症状的中药方剂

黄连解毒汤

适用于面部潮红、焦躁不安的高血压患者。

柴胡加龙骨牡蛎汤

适用于胸部胀满不适、心悸、失眠、焦躁不安的高血压患者。

三黄泻心汤

适用于便秘、面部潮红、焦躁不安，并伴有头痛、心悸、肩痛、耳鸣、失眠等症状的高血压患者。

七物降下汤

适用于全身无力、下半身发冷者，对高血压引起的面部潮红、肩痛、耳鸣、头痛等有疗效。

真武汤

对体质虚弱、新陈代谢低下、全身乏力、发冷等病症的高血压患者有疗效。

大柴胡汤

适用于有便秘、腹部胀痛、耳鸣、目眩等症状的高血压患者。

大承气汤

适用于有腹胀、便秘等症状的高血压患者。尤其适用于因肥胖引起的便秘等症状。

钩藤散

适用于有慢性头痛等症状的高血压患者。

通导散

适用于有便秘、下腹部压痛的高血压患者。

桃核承气汤

适用于有下腹部压痛、便秘及面部潮红，易出现头痛、头晕、肩痛等症状的高血压患者。

八味地黄丸

适用于有腰酸、下肢无力、排便异常等症状的高血压患者。

防风通圣散

适用于有便秘、头痛、心悸、肩痛、面部潮红、肥胖、水肿等症状的高血压患者。

可以尝试穴位按摩降血压

◉按摩可疏通血脉，防病保健

经络贯通全身

除了运动和饮食疗法，还可以尝试通过按摩穴位来降血压。按摩穴位不仅能促进细胞的新陈代谢，还可预防并发症的发生、发展。

人体内分布着贯通全身的经络，它是气血运行的通道。每条经络上都有很多穴位，这些穴位分布于全身各处，当身体的某个部位出现病变时，通过按摩相关穴位可达到一定的保健效果。另外，刺激每个穴位都会产生多种功效。穴位与穴位之间，器官与器官之间互相影响，而不是孤立存在的。

按摩穴位时，必须在专科医生的指导下进行。如果高血压患者各项症状都较轻，通过穴位按摩，可达到缓解症状的功效。

自己按压穴位的简易手法

自己按压穴位时，要注意按摩手法是否正确。按摩的手法要均匀、柔和、有力、持久，不要用暴力。一般情况下，按摩穴位时，人会有一种酸胀感。只要按摩手法正确，所选穴位准确，而且对症，很少会出现不良反应。另外，也可以用手握拳轻叩或拍打体表，达到按摩的效果。

每天坚持穴位按摩，无需力度有多大，只要注重穴位的刺激，坚持一段时间，即可达到一定的预防和保健效果。

自我按摩要领

自我按摩时，一边吐气，一边用手按摩穴位约5秒钟，然后慢慢放松，吸气。这是一个回合。一般来说要反复做10个回合。

另外，也可以用手握拳轻叩或拍打体表，达到按摩的功效。

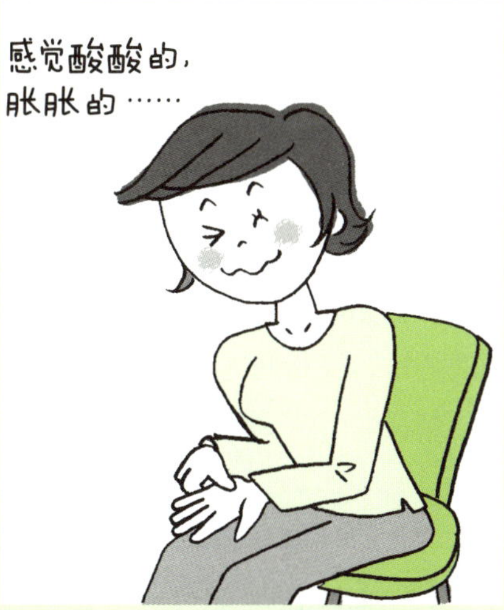

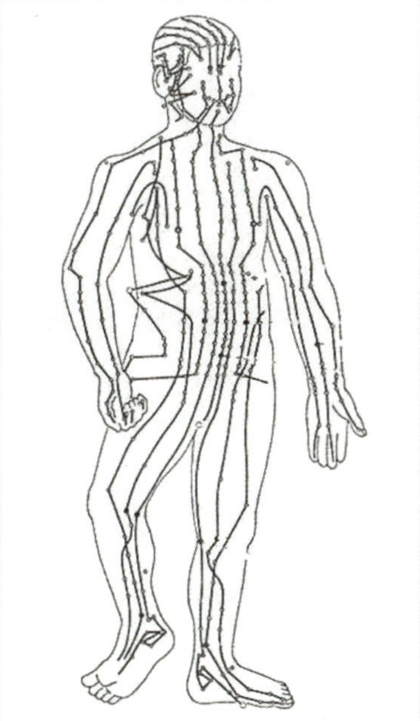

经　络

人体内贯穿着14条主要经络，在这些经络上分布有约365个穴位。经络和穴位同内脏的关系很密切，刺激特定的穴位，也会刺激到与此穴位相对应的身体器官。

刺激每个穴位都会产生多种功效。穴位与穴位之间，器官与器官之间互相影响，而不是孤立存在的。

按摩腹部的穴位

◉按摩穴位有助于软化血管和预防并发症

按摩可促进血液循环

如果脂肪长期沉积在血管壁上，久而久之就会形成动脉硬化，血管会失去原有的弹性，变得特别脆弱，并且极易受损。

刺激特定经络上的穴位，可增强毛细血管的功能，改善血流，使血管变得柔韧。

另外，通过按摩，可以使收缩的血管得以放松，能够促进末梢血液循环。这样一来，即便血压本身没有下降，却减轻了血管受损的程度，从而达到预防并发症，提高生命力的效果。

刺激腹部，使血压降低

血压和腹部有着很大的关系。内脏功能一旦衰退，血流就会阻滞。血流一旦阻滞，不仅会引起血压上升，还会出现发冷、肩痛、腰痛等症状，除此之外，也容易引起内脏的炎症。

反之，如果内脏功能得以改善，可以激活血流，使血液变得通达流畅，肠胃和自主神经也能协调平衡，压力得到排解，高胆固醇和肥胖也会有所改善。

当腹部呈紧张状态时，可轻轻刺激腹部周围。睡觉和起床前可按压腹部的关元、天枢、中脘、巨阙等穴位。由于腹部是身体较脆弱的部位，按压时以适度为宜，不要用力压。

相关阅读页➡P164

腹部穴位取穴法

❶ 关元穴

在下腹部，正中线上，脐下3寸*。

按摩此穴对前列腺肥大、妇科疾病和遗尿等有疗效。

❷❸ 天枢穴

在腹中部，脐旁2寸。

有腹痛、腹胀、便秘时，可以按压此穴。

❹ 中脘穴

在胸骨下端和肚脐连线中点处。

按摩中脘穴可促进胃肠蠕动。

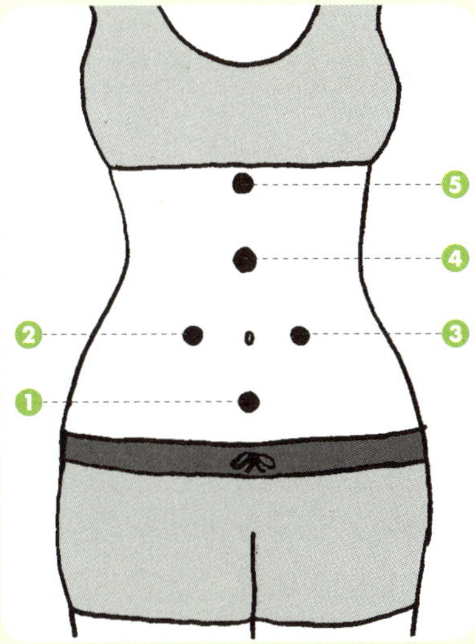

❺ 巨阙穴

前正中线上，脐上6寸。

呼吸轻浅或者情绪紧张时可按压此穴。此外，按摩巨阙穴有助于睡眠。

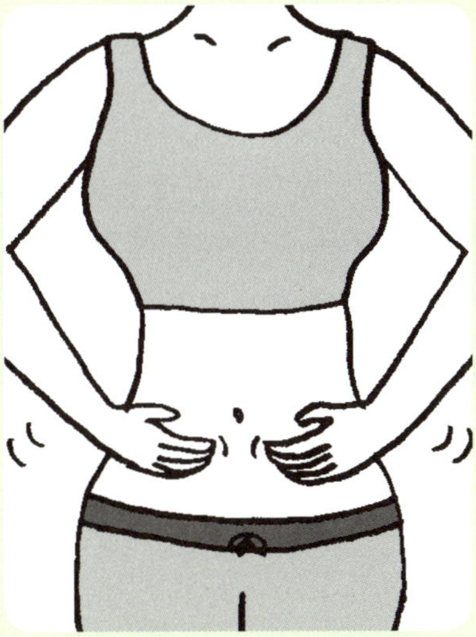

按摩方法

一边缓缓吐气一边按❶～❺的顺序轻轻按摩各个穴位。此手法重复四个回合。

* 译注：中医取穴时所说的“寸”是指“同身寸”。本人拇指指关节的横度即为1寸。

按摩上肢的穴位

◉按摩合谷、曲池等穴位可缓解焦虑症状

随时随地都可按摩的上肢穴位

当人压力过大时会导致交感神经兴奋，进而引起自主神经功能失调，出现焦躁不安、情绪不稳、睡眠不足等症状，容易引发高血压。

位于手部的鱼际穴、合谷穴、劳宫穴以及上臂的曲池穴，不仅能够缓解上述症状，而且取穴简单，随时随地都可按压。

手部及上臂穴位取穴方法

鱼际穴在手掌大拇指的指根处、大鱼际中间部位，是手太阴肺经上的穴位。当人感觉呼吸急促、睡眠不足时按压此穴有一定的效果。

合谷穴是手阳明大肠经上的穴位。它的取穴方法很简单，将一只手的拇指第一个关节横纹正对另一只手的虎口边，拇指屈曲按下，指尖所指处就是合谷穴。中医将血压升高的现象叫作气血上行，按压合谷穴可以使气血平稳，血压得以下降。

劳宫穴属于手厥阴心包经，手厥阴心包经从胸中分出，向上至腋窝下，沿手臂内侧进入掌中，直至中指。劳宫穴位位于手掌心，握拳屈指时中指指尖处即是。经常按压劳宫穴，有平复情绪的作用。

高血压常被比作是过度膨胀的气球，如果不放气，气球就会破。中医将降压称为祛除邪气。曲池穴有助于祛除邪气，其取穴方法是，将肘部弯曲，肘横纹外侧端处即是本穴。

相关阅读页➡P148、P164

上肢穴位取穴法

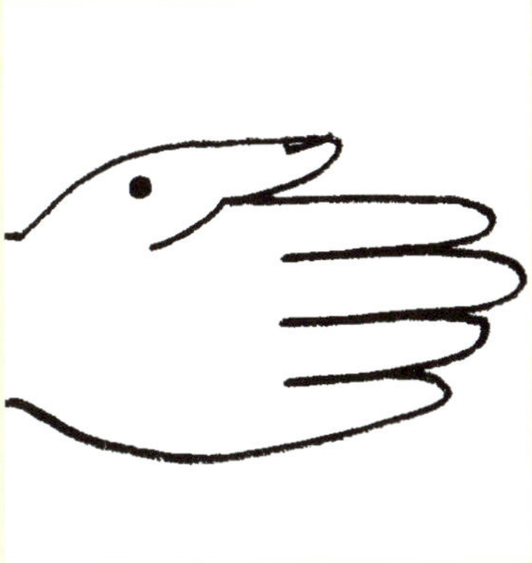

鱼际穴

位于手掌大拇指的指根处，大鱼际的中间部位。

属手太阴肺经。呼吸浅慢、呼吸急促或睡眠不足时，早晚用大拇指稍稍用力按压此穴20次。

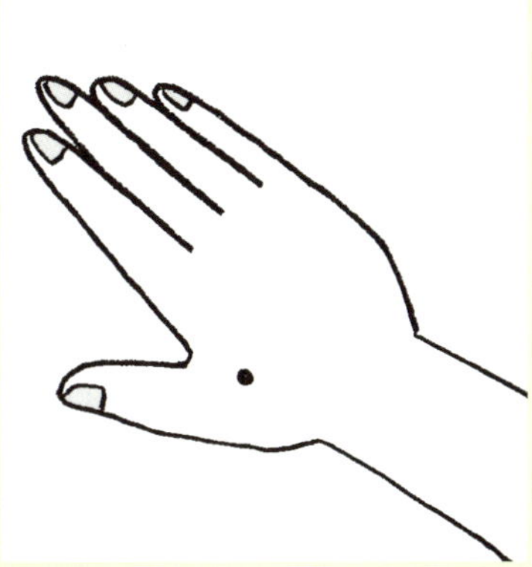

合谷穴

将一只手的拇指第一关节横纹正对另一只手的虎口边，拇指屈曲按下，指尖所指处即是。

面色潮红时，早晚按压此穴20次。

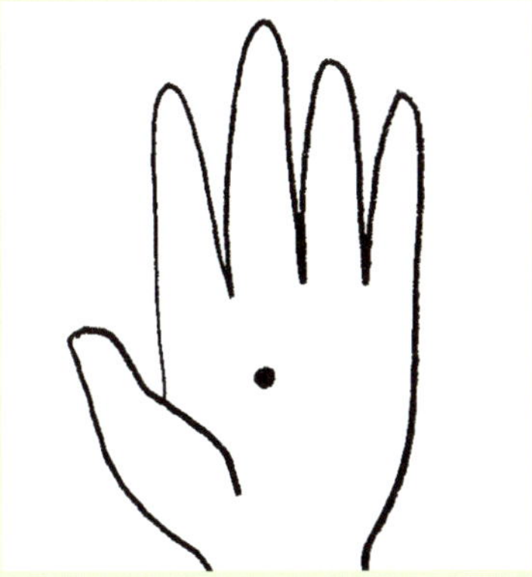

劳宫穴

位于手掌心，握拳屈指时中指尖处即是。

早晚按压此穴20次，有安定情绪的效果。

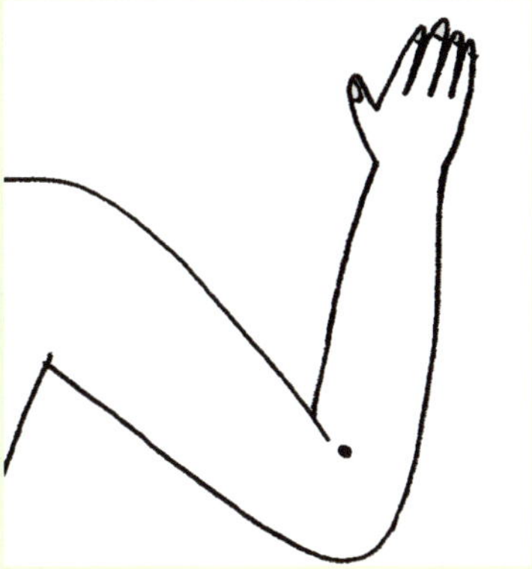

曲池穴

屈肘，肘横纹外侧端处即是。

早晚按压此穴20次，有助于去除体内湿热之气。

简易疗法

按摩下肢的穴位

◉下肢汇集了足少阴肾经、足厥阴肝经和足太阴脾经的穴位

按压足部穴位可缓解压力

足少阴肾经、足厥阴肝经、足太阴脾经与血压相关。

肾经和血管的老化有关，肾虚血压就会升高，出现面色潮红、肩痛、头痛、眼睛疲劳干涩等症状。面部一旦充血发红，身体中的“气血”就会上涌，造成血流不畅，舒张压就会上升。

这个时候，就要靠疏通血脉来帮助血流恢复畅通。在此，推荐以下三个穴位。

需记住的三个下肢穴位

涌泉穴位于人体的脚底部，于脚底前1/3处，跖屈时呈凹陷处。涌泉穴受到刺激容易出汗，有利尿、排汗的功效。

肾经与血管健康有关，肝经则与心理压力有关。眼睛充血、面部发红、睡眠不足、后颈酸痛、头晕、头痛等都是肝经出现病变而引起的症状。足背上的太冲穴有镇静作用，可缓解上述症状。其取穴方法是，以手指沿踇趾和第二脚趾夹缝向上移压约两横指，压到凹处即是太冲穴。

由于进食过多或者摄入肉类、脂肪过多等原因引起的高血压症状，可通过刺激脾经来缓解。

根据中医的观点，脾虚时，胃也随之变弱。阴陵泉穴是足太阴脾经上的穴位，有去除湿气、调经活络的功效。阴陵泉穴位于小腿内侧，膝盖下方的胫骨内侧凹陷处。

相关阅读页➡P164

下肢穴位取穴法

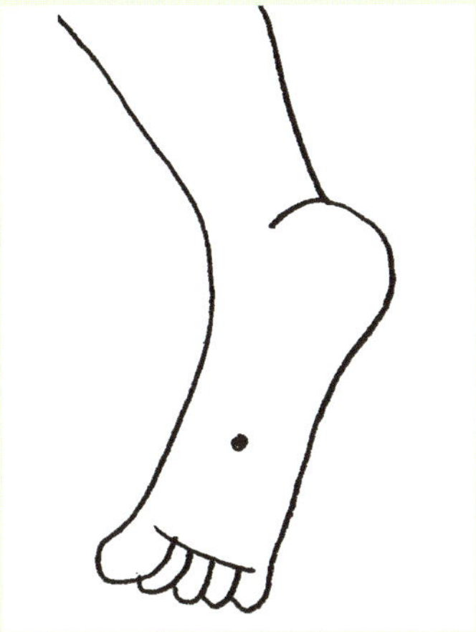

涌泉穴

位于人体的脚底部，于脚底前1/3处，跖屈时呈凹陷处。

每天早晚按压涌泉穴20次，可利尿，助排汗。

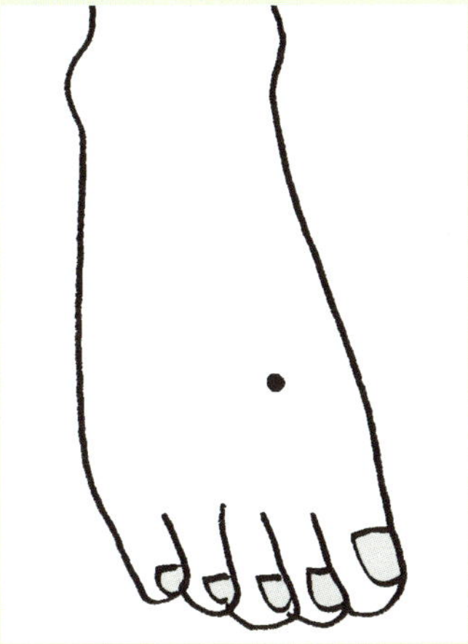

太冲穴

以手指沿蹋趾和第二脚趾夹缝向上移压约两横指，压到凹处即是。

左右脚各按压20次，可起到镇静作用。

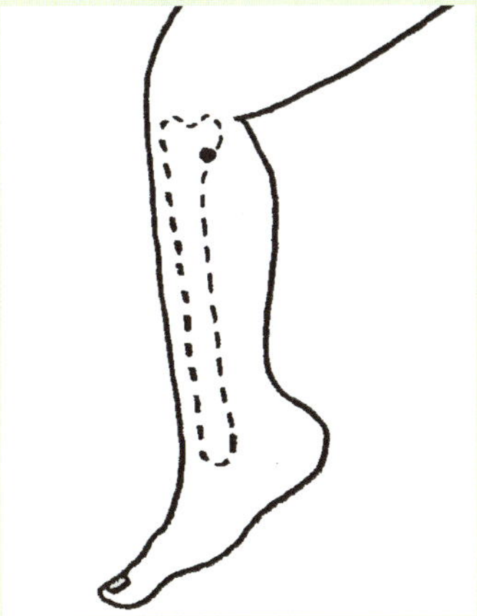

阴陵泉穴

小腿内侧，膝盖下方的胫骨内侧凹陷处。

每天按压20次左右，有去除湿气、调经活络的效果。

自我监测血压

◉养成平时在家测量血压的好习惯

高血压患者应自备家用血压计

对高血压患者来说，掌握自己平时的血压及一天中血压的波动非常重要。

高血压患者家中应备一台血压计，以便随时测量。家庭常用的血压计有水银柱式血压计和电子血压计，目前更主张使用电子血压计。

无论哪种血压计，在测量时，如果测量方法不正确很容易导致血压值出现误差。这就要求在测量时被测量者的体位和姿势要正确，袖带的位置要找准确（具体测量方法见下页）。

定期测量血压，并及时记录

避免饭后或入浴后立即测量血压，应在起床后一段时间内和睡前测量。平日血压得到有效控制的患者，可以不用每天都测量血压。

应坚持定期测量血压。平时如果自我感觉血压有所上升，可以早中晚各测量一次，并且记录下来，在就诊时提供给医生，以便其了解血压的波动情况，并根据病情调整降压药。

经常测量血压的人，如果发现某天的血压比平常高，可回想一下前一天吃过什么、做过什么并加以记录（相关内容参见附录），以便找出血压升高的原因。

相关阅读页➡P4

血压的正确测量方法

什么时候测量血压

早上　起床后一小时以内、排尿后、早餐前。服用降压药者须在服药前测量。

晚上　睡觉前。

测量时的注意事项

- 测量前排空膀胱，不要憋尿。
- 测量前应休息5～10分钟。
- 测量环境应保持安静、暖和。
- 测量前、测量时不要吸烟、喝浓茶或咖啡。
- 在家测量的血压值通常比医院低，建议以收缩压≥135毫米汞柱、舒张压≥85毫米汞柱为标准。

测量血压的方法

1. 将手臂放置于与心脏同样的高度。
2. 将袖带绑在裸露的手臂上，不要隔着衣服绑。如果操作方法不正确，测得的血压值也会受到影响。
3. 将传感器置于上臂肱动脉的上方。确认好测量的位置。手不要握拳，不要用力。袖带绑得太松或太紧都无法正确测量血压，松紧以能放入一指为宜。
4. 稍做休息后再测量一次。
5. 一般情况下，每回测量血压的次数不宜太多。可把几次的测量值记录下来，取平均值。

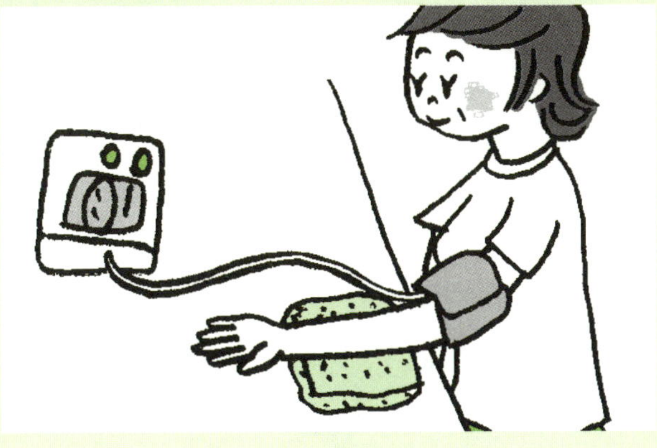

专栏

简单易做的“泵血”操

下面介绍两套能够帮助促进血液循环、降低血压的体操。

“剪刀石头布”操

仰面躺于床上，双手向上伸直，做“剪刀、石头、布”的动作。同时转动双脚脚踝，脚尖向上、外、内侧伸展。

经常在早上做这套操有助于促进血液循环，降血压。

足部“泵血”操

坐在椅子上，双脚并拢，抬起脚尖，然后做脚尖的上下踩踏动作。

这套操可以锻炼小腿的肌肉，起到一定的“泵血”作用，增加血液循环。

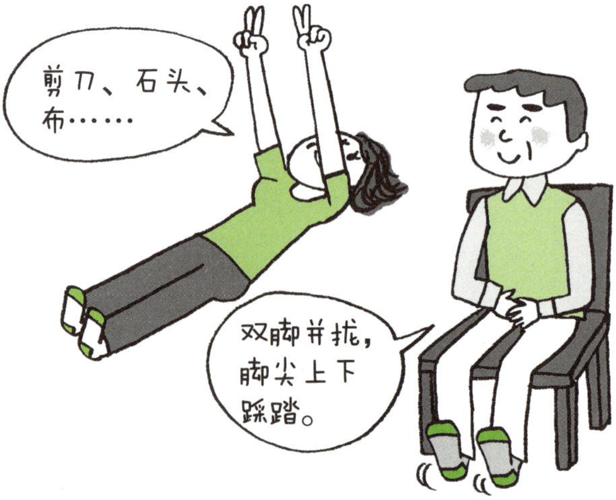

月

家庭测量血压记录表

日期	时间	收缩压/舒张压	收缩压/舒张压	收缩压/舒张压	前一天吃过的食物	前一天经历的事情
	:	/	/	/		
	:	/	/	/		
	:	/	/	/		
	:	/	/	/		
	:	/	/	/		
	:	/	/	/		
	:	/	/	/		
	:	/	/	/		
	:	/	/	/		
	:	/	/	/		
	:	/	/	/		
	:	/	/	/		
	:	/	/	/		
	:	/	/	/		